サイコパス

中野信子

文春新書

1094

はじめに　脳科学が明らかにする「あなたの隣のサイコパス」

ありえないようなウソをつき、常人には考えられない不正を働いても、平然としている。ウソが完全に暴かれ、衆目に晒されても、全く恥じるそぶりさえ見せず、堂々としている。それどころか、「自分は不当に非難されている被害者」「悲劇の渦中にあるヒロイン」であるかのように振る舞いさえする。

残虐な殺人や悪辣《あくらつ》な詐欺事件をおかしたにもかかわらず、まったく反省の色を見せない。それればかりか、自己の正当性を主張する手記などを世間に公表する。

外見は魅力的で社交的。トークやプレゼンテーションも立て板に水で、抜群に面白い。だが、関わった人はみな騙され、不幸のどん底に突き落とされる。性的に奔放であるため、色恋沙汰のトラブルも絶えない。

経歴を詐称する。過去に語った内容とまるで違うことを平気で主張する。矛盾を指摘されても「断じてそんなことは言っていません」と、涼しい顔で言い張る。

——昨今、こうした人物が世間を騒がせています。

見過ごせないのは、この種の人間を擁護する人が少なくないことです。

「彼／彼女は騙されてああなってしまったのだ」

「けっして悪い人じゃない。むしろとても魅力的だ」

といった好意的な反応が、テレビのコメンテーターから一般の方まで、少なからず出てくるのです。時には「信者」であるかのような崇敬を示す人までいます。

そうした人たちは、きっと知らないのでしょう。

彼／彼女らが、高い確率で「サイコパス」だということを。

アメリカでは全人口の4％

もともとサイコパス（psychopathy）とは、連続殺人犯などの反社会的な人格を説明するために開発された診断上の概念であり、日本語では「精神病質」と訳されてきました。

しかし、この字面を見ただけでサイコパスとは具体的にどのようなものか、イメージを把握できる方は少ないでしょう。サイコパスには、その実態を指し示す適切な訳語がいまだにありません。また、今日の精神医学において世界標準とされている『精神障害の診断と統計マニュアル』の最新版（DSM5）には、サイコパスという記述がありません。精神医学ではサイコパスというカテゴリーではなく、「反社会性パーソナリティ障害」という診断基準になります。そのため、誤ったイメージやぼんやりとした印象が流布しているのは、仕方がない面もあります。

統合失調症などの精神疾患と何が違うのか、わからない方もいるのではないでしょうか。あるいはトマス・ハリスの小説『羊たちの沈黙』の登場人物ハンニバル・レクター博士のような「高い知能を持ちながら、冷酷な猟奇殺人を次々と犯す人物」を漠然と思い浮かべる人もいるかもしれません。もしくは、ウソばかりついている人物のことを「サイコパス」と揶揄する例もあるでしょう。

ところが近年、脳科学の劇的な進歩により、サイコパスの正体が徐々にわかってきました。脳内の器質のうち、他者に対する共感性や「痛み」を認識する部分の働きが、一般人とサイコパスとされる人々では大きく違うことが明らかになってきました。

また、サイコパスは必ずしも冷酷で残虐な殺人犯ばかりではないことも明らかになっています。大企業のＣＥＯや弁護士、外科医といった、大胆な決断をしなければならない職種の人々にサイコパスが多いという研究結果もあります。

疫学的調査も進んでいます。著書『診断名サイコパス』で有名なカナダの犯罪心理学者ロバート・ヘアによれば、男性では全人口の0・75%がサイコパスだとされています。また、ハーバード・メディカル・スクールの精神医学部で心理学インストラクターを長年務めた心理学者マーサ・スタウトによれば、サイコパスはアメリカの全人口の4%にものぼるといいます。もっとも、この数字の違いはサイコパスの診断基準にもよります。また、個人主義が発達している欧米には多いけれども、集団主義的な社会である東アジア圏では相対的に少ないという指摘や、男性より女性のほうが少ないという研究もあります。

また、サイコパスとはシロかクロかというようなものではなく、人類の中にグレーゾーンのような広がりをもって分布していることもわかっています。つまり、症状にも程度があるということです。より専門的に言えば、情動面、対人関係面、行動面において、それぞれスペクトラム（連続体）をなす複合的な障害だとされています（注・ただし本書ではわかりやすさを重視して「サイコパシー傾向の高い人」を総じて「サイコパス」と表記します）。

いずれにしろ、おおよそ100人に1人くらいの割合でサイコパスがいると言えます。

日本の人口（約1億2700万人）のうち、約120万人はいる計算になります。

サイコパスは私たちの周囲に紛れ込んでおり、今日もあなたや、あなたの同僚や友人、家族を巻きこんでいるのです。

あるいは、この本をいま読んでいるあなた自身が、サイコパスかもしれません。

サイコパスをいかに見抜くか

では、サイコパスを判断するにはどうすればよいのでしょうか。

サイコパスの特徴をいくつか挙げてみます。

・外見や語りが過剰に魅力的で、ナルシスティックである。
・恐怖や不安、緊張を感じにくく、大舞台でも堂々として見える。
・多くの人が倫理的な理由でためらいを感じたり危険に思ってやらなかったりすることも平然と行うため、挑戦的で勇気があるように見える。
・お世辞がうまい人ころがしで、有力者を味方につけていたり、崇拝者のような取り巻きがいたりする。

・常習的にウソをつき、話を盛る。自分をよく見せようと、主張をコロコロと変える。
・ビッグマウスだが飽きっぽく、物事を継続したり、最後までやり遂げることは苦手。
・傲慢で尊大であり、批判されても折れない、懲りない。
・つきあう人間がしばしば変わり、つきあいがなくなった相手のことを悪く言う。
・人当たりはよいが、他者に対する共感性そのものが低い。

すべてに該当しないまでも、これらのうちいくつかに当てはまる人物が、数人は思い浮かぶのではないでしょうか。

このようにサイコパスは尊大で、自己愛と欺瞞に満ちた対人関係を築き、共感的な感情が欠落し、衝動的で反社会的な存在です。また、無責任な生活スタイルを選択するといった傾向があります。

もちろん、サイコパスでない人のすべてが善人ではないように、すべてのサイコパスが悪人であり犯罪者予備軍というわけではありません。「サイコパス＝犯罪者」といったレッテル貼りは非常に危険です。

しかし、彼らの性質を知らないと、ときには悪意をもったサイコパスに都合よく利用されてしまうおそれがあります。現に多くの人がサイコパス擁護の片棒を無自覚に担いでいるのです。

サイコパスは口が達者で、おそれを知らず果敢に行動します。そのふるまいは、しばしば非常に魅力的に映るため、本質を知らないままファンになってしまう人も、少なくありません。閉塞感のある社会ではなおさら、その人の行動は世の中に風穴をあけてくれるような、爽快な感じを人々に与え、人気はより高まります。このように、彼らは周囲の人々を強く惹きつける力を持ち、巧みに他者を利用します。

魅力的な研究対象

私自身サイコパスに関心を持ったきっかけは、彼らが「そそる存在」だったからです。既存のルールを超越して生きる人たちを、脳を研究する者として興味深く思っていました。

私はかつてMENSA（人口上位2％の知能指数を有する者が入れる団体）のメンバーでした。

そこにはさまざまな現象について法則を見出すことが好きな人たちが集まっていました。パズルやゲームの攻略法を探し出したり、社会を見渡し、あるいは実験を通じて「こうなのではないか」「実はこういうことが言えるのではないか」という法則を考えたり、「みんなが常識だと思っている道徳や『決まり』は、実は最近になって作られた、誰かにとって都合のいいパラダイムだ」ということを見つけることを、ゲームのように楽しんでいたのです。

隠されたゲームのルールや社会の秩序を見つけたとき、それを悪用しようとする人もいます。抜け穴を使って他者を出し抜いたり、ひとりだけ規則に従わずに済ませたり、面従腹背していいとこ取りをするような行為です。これを指して、ネットスラング由来の言葉で「ルールハック」と呼ぶことがあります。

普通の人はそういう反道徳的な行為をしません。やらない方が安全だからです。通常は「安全だ」という判断すら意識に上ることはなく、自動的に「うしろめたい」といった気持ちが生じ、その行為にブレーキがかかります。ほかの人間が気付いていない勝ちパターンを見つけて利用することは、何も知らずに地道にやっている人から反感を買い、集団から排除されるリスクが高くなります。そのため、ヒトはわざわざ考えなくてもそのような行為をおこなわないようにオートマチックにブレーキがかかる脳の仕組みがあるのです。

しかしサイコパスはルールハックを気にせずやってのける。これはとても不思議なことです。彼らにはなぜブレーキがかからないのか？

また、100人に約1人の割合で存在しているということは、人類進化の過程で、サイコパスは今日まで淘汰されることなく生き残ってこられたということでもあります。

つまり、サイコパスの生き方（生存戦略）は、普通の人からすればとんでもないものに見えますが、生存戦略としては意外と有効なのかもしれません。

さらに言えば、サイコパスが一定割合で存在するのは、ある意味では人類の種の保存にとってプラスに働いたからかもしれません。人間社会は、サイコパスがいたからこそ発展してきたという可能性もあるのです。

とはいえ、サイコパスは厄介な存在であることもまた、疑いようのない事実です。私たちが自分の身を守るためには、サイコパスとは何なのかを正しく知り、注意深く対処する方法を身につけておく必要があるでしょう。

まずは典型的なサイコパスについて事例を交えながら紹介し、第1章では心理的・身体的な特徴について、第2章では脳科学からみた特徴について見ていくことにしましょう。

目次

第２章　サイコパスの脳　69

構成・飯田一史

第1章　サイコパスの心理的・身体的特徴

1　サイコパス事件簿

うつ病を上回る国家負担

歴史的に、サイコパスは犯罪と結びつけられて語られてきました。

実際犯罪者がサイコパスである確率は、どの程度なのでしょうか。

カナダの著名な犯罪心理学者ロバート・ヘアは、刑務所にいる受刑者の平均20％がサイコパスであり、重大犯罪の半数以上が彼らによるものだとしています。また、サイコパスの累犯率（再犯率）はほかの犯罪者の約2倍、暴力的な累犯率に限れば、ほかの犯罪者の3倍にも及ぶと報告しています。

アメリカの刑務所に収監されているサイコパスは約50万人。一般社会では、重大犯罪には及んでいないものの、まわりの人間たちを巧みに利用して生きているサイコパスが25万人はいると推定する研究者もいます。

サイコパスを起訴、投獄する経費および彼らが他人の人生にもたらす被害額も、莫大なものです。ニューメキシコ大学の神経科学者Ｋ・Ａ・キールは、アメリカが国家負担するサイコパス関連の年間費用は２０１１年で４６００億ドル（約49兆円）になると概算しています。アメリカでは「うつ病」によって年間４４０億ドルの費用負担が生じているとの指摘があり、うつ病を減らすためのさまざまな取り組みがなされていますが、サイコパスによる費用負担はうつ病を上回ることになります。

では、典型的なサイコパスの姿とは、具体的にはどんなものでしょうか。

代表的な犯罪者を、４人ほど紹介してみます。

ランディ・クラフト（１９４５〜）
――他人の気持ちを無視して欲望を満たす手段を「学習」した男

カリフォルニア出身のランディ・クラフトは、保守的な地区の中流家庭で育ちました。ＩＱ１２９（東大生の平均が１２０と言われています）の彼は、学校の成績もよく、大学で経済学の学位を取得した後、ＩＴコンサルタントとして生活していました。

一方でランディは、連続殺人犯でもあったのです。彼は夕暮れ時に自動車を運転しながら10代後半から20代前半の男性に狙いをつけ、拾った男性にクスリを混ぜた飲み物を飲ませて意識を喪わせ、同性愛の性行為を楽しむという性癖を持っていました。時には相手を拷問し、レイプしたあげく、殺害して遺体を車外に投げ捨てることもありました。ランディはそうした残虐な殺人を12年間で64回も繰り返したのです。ランディは殺した人間のリストを作り、記録を丁寧に整理していたこともわかっています。

残虐な殺人を犯した翌朝も、彼は平気な顔をしてオフィスに出勤していました。連続殺人を犯しながら、誰にも怪しまれることなく日常生活を送っていたわけです。この異様なまでの冷静さと、殺人鬼と好青年の間を平然と往き来できることこそ、サイコパスの特徴です。

失敗から「学習」して殺人鬼に

それにしても、なぜランディは捜査当局の目をかいくぐって殺人を続けることができたのでしょうか？

実はランディは、「失敗」から学んでいたのです。昏睡暴行をやり始めたばかりの頃、ランディは一度逮捕されています。狙った男性が「おとり捜査」の警官だったため、暴行に及ぶ前に捕まってしまっていました。

逮捕されたランディは、そこから「学習」します。罪の意識に目覚め、悪行をやめた――のではありません。「成人の男性を避け、10代の少年を狙えばいい。それならば、おとり捜査の警察官である可能性はゼロだから」ということを学んだのです。

保釈後の彼は、10代の少年ばかりを狙い、暴行を続けました。

ところが、ランディは被害者を生かしたまま解放していたため、その地域に若い男を狙う暴行犯がいるとの噂が広がってしまいました。

彼はそこでさらに「学習」し、次からはレイプした少年を殺すことに決めたのです。

「悪事がバレそうだから、もうやめよう」ではなく、「殺してしまえば誰にもバレない」という発想が出てくるところに、サイコパスの独特な学習様式があらわれています。

これを「学習」と呼ぶことに抵抗を覚える方もいるかもしれません。しかし、危険を回避しながら自分の欲望を満たす最も合理的な選択肢を、過去の経験から学んでいることには違いないのです。

ただしサイコパスは、他人がどうなろうと、その相手を思いやるということはありません。論理的な思考や計算はできますが、他者への共感性や思いやり、恥の意識、罪の意識がすっぽり欠落しているのです。

サイコパスが犯罪を行う場合、しばしば「スリルの追求」が動機となります。さらに、特定の誰かを標的とするよりも、広い範囲の人間を標的として選ぶ傾向があるとされています。つまり、ランディのように不特定多数を襲う常習犯、連続殺人鬼となる可能性が高いわけです。

そんなランディの悪事が露見したのは、全くの偶然からでした。1983年、ランディは飲酒運転で警察に呼び止められます。そのとき、自動車の助手席に半裸の男性の遺体が見つかり——ランディは今もなお、刑務所内に収監されています。

ジェーン・トッパン（1857～1938）
——陽気なホラ吹きの快楽殺人者

「殺人犯」と聞くと男性を思い浮かべることが多いのではないでしょうか。実際、日本の「犯罪白書」を見ると、殺人の約75％は男性の手によるものです。しかし、サイコパスには女性もいます。

アメリカ・マサチューセッツ州の看護師ジェーン・トッパンは、職場では快活な性格で人当たりが良かったため、「ジョリー・ジェーン」（陽気なジェーン）と呼ばれていました。

しかし、ジェーンには裏の顔がありました。彼女は1895年から1901年までの6年間、自分が勤めるケンブリッジ病院の患者に対して、致死量のモルヒネを打っていました。もちろん、誰にも見つからないようにしながらです。モルヒネを打たれた患者は意識が朦朧としはじめ、瞳孔が収縮して、昏睡状態に陥ります。

それだけではありません。彼女はその後、患者にアトロピンを打ったのです。

アトロピンはアルカロイドの一種で、副交感神経の作用抑制、胃腸管の運動抑制、心拍数の増大などの作用があります。モルヒネと真逆の効果です。アトロピンを打たれた患者は、今度はパッと瞳孔がひらき、遅くなっていた心臓が、一転して激しく鼓動します。患者は体を痙攣させ、発汗しながらベッドの上で悶え苦しみ、そして死に至ります。こうした行為を何件も繰り返し行い、殺された被害者は少なく見積もっても31人にものぼりました。

ジェーンは1901年に逮捕されます。彼女は逮捕された後、「何のためにやったのか」と尋問され、「何とも思わない」「それがどれほど酷いことなのか、よくわからない」と答えています。後悔も嘆きもない、と。

殺人でエクスタシーを得る

けれども彼女は殺人をしているときだけはvoluptuous delight（性的な快感を意味する19世紀の言葉。いまの言葉でいえばエクスタシー）を覚えていたそうです。罪悪感はなく、恍惚だけがあったのです。お金目当てでもなければ、恨みがあったわけでもない。純粋な快楽殺人です。日本でいえば、猫を殺すことによって性的な興奮を得ていたと語っている神戸児童連続殺傷事件の犯人、酒鬼薔薇聖斗を名乗った元・少年Aに似ています。

一方、ジェーンは快活な性格だったため、彼女の逮捕後、「彼女がそんな悪いことをするはずがない」という声が捜査当局に大量に寄せられました。ちなみに、駆け出しの心理学者たちでさえも、刑務所に服役中のサイコパスに面談すると「こんなに言葉遣いが丁寧で信用できる人物なのだから、間違って刑務所に入れられているに違いない」としばしば思わされてしまうそうですが。

驚くべきことに、ジェーンは逮捕の翌年には無罪を言い渡されました。当時の医学では、「精神錯乱」と診断され、責任能力なしとされてしまったのです。

ジェーンはきわめて冷静に人を殺したことを自覚していましたから、彼女自身はその診断結果を聞いて、むしろ困惑していたそうです。

サイコパスは、重度の統合失調症などとは異なり、妄想や幻覚といった症状はありません。まともな意思決定ができないような心神喪失・耗弱状態ではなく、むしろ意識は明晰であることが、今日ではわかっています。他の精神疾患の場合、患者自身が悩んだり、苦しんだりします。サイコパスに関しては、本人にその状態に対する不快感がほとんどないのです。

サイコパスとは生まれつきのものなのか、それとも生育過程によってそうなるのかについては意見が分かれてきました。その議論は第3章でくわしく紹介するとして、ここではジェーンはどんな家庭で育ったのかだけ確認しておきましょう。

ランディ・クラフトが中流家庭に生まれ、高い教育を受けたこととは対照的に、ジェーンはアイルランド移民の家系に生まれました。当時、アメリカのアイルランド移民は差別を受けていました。そのせいか彼女は「イタリア人の孤児」とウソをついていたそうです。

彼女は1歳のときに母親を亡くし、父親は精神を病んで子どもを育てるどころではなく、祖母も経済的に困窮していました。彼女は5歳まで施設で暮らしています。その後、養子に出されますが、そこでは養子というより使用人として、こき使われることになります。

ジェーンは出自を偽ったのみならず、虚言癖のある人物でした。

「私のお姉さんは、イギリスの貴族よ」「私は本当はロシアの皇帝から看護職をオファーされたの。でもそれをあえて断って、ここにいるの」

こうした虚言を日常的に、誰に対しても吐いていました。自分をよく見せようとしただけでなく、しばしば他人の物を盗んだりもしています。こうした点を考えると、ジェーンはサイコパスであっただけではなく、「自己愛性パーソナリティ障害」でもあった可能性があります。ありのままの自分を愛することができず、自分は優れていてすばらしく、特別で偉大な存在でなければならないと思い込む人格障害です。

そうした困った性癖について、ジェーンはまったく無反省でしたが、人当たりはよく、愛されるキャラクターでした。

わくわくした気持ちで切り刻む

ジェーンは殺人について、当初は「31件やった」と自白しましたが、のちに「少なくとも100人はやっている」とも供述しています。真実を隠していたのか、あるいは自分を大きく見せたいために誇張しているのか……。もしくは単に、あまりに数多くやりすぎて、人数を正確に記憶していないだけなのかもしれません。いずれにせよ、人を殺すことに対して彼女は深い苦悩も感じなければ、感情的な暴力衝動も持たず、ほとんど事務的にも見える態度で連続殺人を行っていたのです。

彼女がサイコパスだと考えられる理由は、表面的には人当たりがよく魅力的である一方、常習的にウソをついて自分をよく見せようとし、人の痛みをまったく無視して自分の快楽を満たそうとしていた点にあります。ロバート・ヘアはサイコパスについて「感謝祭のディナーで七面鳥を切るときに感じるわくわくした気持ちで、被害者を拷問したり切り刻んだりする」と形容しています。これはジェーンの例によく当てはまります。

サイコパスの殺人者が、サイコパスではない殺人者と大きく異なるのは、計画的に犯行に及ぶ点です。

カナダのブリティッシュコロンビア大学の心理学者マイケル・ウッドワースとスティーブン・ポーターは、２００２年にカナダ連邦刑務所に投獄された男性殺人犯１２５名を対象に、サイコパスの犯罪の計画性について研究をおこなっています。殺人には「衝動的で無計画な殺人」と、快楽や金銭その他の利益を目的に、前もって計画した「手段としての殺人」の２種類があります。後者の「手段としての殺人」の割合が、サイコパスではない殺人犯の場合は48・4％であったのに対して、サイコパスによる殺人は、なんと93・3％にも及びました。

また、サイコパスは殺人の際、人を殺すのに必要なレベルをはるかに超えた暴力を対象者に加えるという傾向があります。首を絞めて窒息死させるだけでなく、遺体がボロボロになるような殺し方をするといった例が多いのです。拷問や殴打、切断といったサディスティックな行為を好むこともわかっています。同じくウッドワースとポーターらが、2003年にサイコパスと性的殺人（強姦殺人）の関連について、カナダで38人の性的殺人者を対象に調査しています。非サイコパスでは52・6％、サイコパスでは82・4％が犠牲者に対して必要以上の暴力を浴びせていました。

サイコパス以外の犯罪者の多くは、犠牲者に通報されないようにするために（つまり証拠隠滅のために）対象者を殺すという事例が多くありました。しかし、サイコパスはそれにとどまらず、他人が苦しむ様子を観察すること自体に悦びを感じ、残虐な行為に及ぶという傾向を持っていたのです。

計画的で理性的に見える犯行と、口封じ以上の過剰な暴力。

それがサイコパスの特徴です。

クリストフ・ロカンクール（1967〜）
――ウソがバレてもまったく動じない天性の詐欺師

殺人犯ではないサイコパス――フランスとアメリカを股にかけたクリストフ・ロカンクールという詐欺師についても紹介しておきましょう。

1967年、彼はフランスのオンフルールにて飲んだくれの父親と娼婦の間に生まれ、施設に入っています。

その後、18歳のときにロシア貴族になりすまし、ガールフレンドの父親が所有する建物をあたかも自分の所有物であるかのように偽造した文書を作成して建物を売り払い、約100万フランを詐取するという詐欺事件を起こしました。

その後も数々のウソをつきながらいくつもの犯罪に手を染めていたのですが、彼のウソが発覚した理由が、いささか間が抜けています。

「自分はロックフェラー一族である」と名乗って資産家相手に数百万ドル単位の投資詐欺を働いていた彼でしたが、乗っている車がアメリカのビッグ3（GM、フォード、クライスラー）の高級車ではなく、なんと日本のマツダだったことをきっかけに、化けの皮が剝がれてしまいました。

逮捕後のインタビューでは「自分を犯罪者だとは思わない。頭を使って盗んでいるのだから」などと述べ、ランディ・クラフト同様、反省の色はやはり見られませんでした。

さらに、彼は釈放後には、自分の詐欺師としての人生を講演などで語ることをビジネスにするようになりました。ルックスがよかったこともあり、詐欺師の役で映画にも出ています。

「残っている段ボールも開けますか?」
——江東区マンション神隠し殺人事件

大胆すぎる虚言という観点から紹介しておきたい事件があります。2008年に東京・江東区で起こった「女性神隠し殺人事件」です。

23歳の女性が江東区の自宅マンションに帰ってきたところで、突然失踪してしまったのです。自宅玄関には彼女の少量の血痕が残されていました。マンション出入口の監視カメラには、出て行く彼女の姿は映っておらず、マンションの中で消えたことが確実でした。

警察はマンション内部を捜索するとともに、住民一人ひとりの指紋を採取しました。

しかし、徹底的な捜査にもかかわらず、犯人は1カ月以上わかりませんでした。謎と不安は高まるばかりでした。

そんな中、やたらとマスコミに出てくる若い男性の住民がいたのです。彼はテレビ局のインタビューに応えて「(被害者に)見覚えはあります」「怖いですね」などと発言していました。事件後、彼はマンションの管理会社にも電話をして、「もっときっちり管理してもらわなきゃ困る」「監視カメラの台数を増やしてくれ」とも要求していたそうです。

ところが、その男性が犯人だったのです。女性を「性奴隷にするため」に襲ったあと殺害し、遺体を自宅に隠していました。その後、警察の動きを察すると、遺体を切り刻んで下水溝から流したり、コンビニのゴミ捨て場に遺棄したりしていたのです。

なぜ彼は一時的にせよ、捜査の目をくぐりぬけられたのでしょうか。

もちろん、彼の部屋にも捜査員は入りました。

彼の部屋には段ボールがいくつか置いてあり、当然、捜査員たちはそれを気にかけていました。彼は何食わぬ顔で捜査に協力する素振りを見せ、率先して自ら何個も開けて見せ、「残っているものも見ますか?」とまで訊いたそうです。

実はその段階では、まだ被害者の遺体は段ボールの中に入っていたのです。捜査員がすべての箱を開けて確認していれば、彼はその時点で逮捕されていたはずでした。しかし、男性があまりにも自信満々な態度であったために、捜査員の疑念は解消されてしまったのです。ただ結果的には、犯行現場にわずかに残っていた指紋と、犯行時間帯にマンションの同じフロアには被害者女性とその犯人男性だけしかいなかったことが逮捕の決め手になりました。

それにしても、警察に事情聴取され、部屋を調べられるという、何も悪いことをしていなくても普通の人なら緊張し、挙動不審になっておかしくない状況で、何事もなかったかのように平然とウソをつくことができるというふるまいからは、この犯人もサイコパスの可能性があると推測してもおかしくはありません。

凄惨な殺人事件が起きた後、犯人の人物像について近所や周囲の人が「なぜあの人が」「とてもそんなことをする人に見えない」と言うことがよくあります。

しかし、これは不自然なことではありません。普通に見える、あるいは普通以上に真面目で「いい人」であるかのように装う能力を持っているのがサイコパスだからです。

サイコパスは、第一印象がとても良いのです。礼儀正しく、タレント性があり、人によっては無邪気にすら見えます。簡単に相手の信頼を得ることができるのが、彼らの特徴なのです。

2　サイコパスの心理的・身体的特徴とは？

では、どんな人物がサイコパスなのかを見極めることは可能なのでしょうか。

サイコパスの特徴については、これまでの研究からさまざまなことがわかっています。

いくつか紹介していきましょう。

サイコパスに典型的な性格

サイコパスというと、本章冒頭で紹介した冷徹で猟奇的な殺人鬼のイメージが強い人も多いでしょう。しかし、必ずしもこうした人間ばかりではありません。

サイコパスには魅力的で社交的で機知に富む人、生意気で傲慢、感情を逆撫でする人、冷淡で威嚇的な人といった、いくつかのタイプがあります。

女性サイコパスは男性サイコパスとは違って、か弱さをアピールすることで標的を引き寄せたりもします。

また、サイコパスの特徴として、初対面の時とある程度関係性を築いた後では態度が変わり、まるで人格が違って見えることがよくあります。

初見の印象や「サイコパスの性格はこうだろう」という思い込みだけで判別することは、避けたほうがいいでしょう。そのふるまい、行動と合わせて慎重にみていかなくてはなりません。

サイコパスを見た目で判別する方法

「サイコパスを容姿で見分けることはできるか？」についての研究があります。

イギリスのリバプール大学を中心とした研究グループは、こんな実験をおこないました。

サイコパスを含む複数の男性の顔写真を被験者の女性たちに見せ、「誰が最も男らしいか？」を答えさせるという実験です。すると、被験者の女性たちはサイコパスの方をそうでない男性よりも「男らしい」と判断したそうです（もちろん、「この人はサイコパスです」「この人はそうではありません」などと事前に知らせてはいません）。

とはいえ、これだけでは「男らしい人」＝「サイコパス」ということになってしまいそうです。が、さすがにそこまで単純化することはできません。

もっと直接的な研究があります。

ドイツのヨハン・ヴォルフガング・ゲーテ大学の研究グループが、大学に在籍する成人男性96人と、少年院に収容されている男性14人を対象として、顔の形状の調査をしました。この調査は、顔の縦と横の長さの比率を比較するというものです。すると、横幅の比率が大きい男性ほどサイコパシー傾向が高い、ないしは反社会的性向が高い、という結果が出ています。つまり、顔が細長い男性よりも、横幅があってごつい印象の顔の男性のほうがサイコパスである可能性が高いということです。

別のグループの実験でも、同様の傾向を示す結果が出ています。カナダのブロック大学の研究チームが、１４６人の男性と76人の女性を被験者として、あるゲームをしてもらい、そのゲームでズルをする確率が高いかどうかを顔の縦横比で調べるという実験を行っています。こちらも、横の比率が大きい人ほどズルをする傾向があり、サイコパシー傾向も高いという結果になっています。ただし、男性に比べて女性ではあまり相関関係がなかったそうです。

「サイコパス」と聞くと、ドラマや映画の役のイメージからか、細面でヘビのような顔つきを思い浮かべる人が多いかもしれません。しかしこれら欧米の調査が示す結果は、そうではないようです。

いったいなぜでしょうか？　これについては以下のような仮説が考えられます。男性ホルモン（テストステロン）濃度が高いほど、顔は横に広くなる傾向があるとされています。テストステロンの分泌が多いと、競争心や攻撃性が高まることが証明されています。一方、サイコパスは強い暴力性が内在していますから、テストステロンの分泌量と何らかの関係があると考えられています。

心拍数とサイコパスの相関関係

サイコパスには、外見以外にも身体的な特徴があります。

たとえば心拍数です。心臓の鼓動と反社会性には相関関係があることが複数の実験結果からわかっています。それによると、心拍数がもともと低く、しかも上がりにくい人の方が、反社会的行動を取りやすいという、正の強い相関関係が示されているのです。

さらに、安静時の心拍数が低い子どもが、10歳以前に親と別離すると、成人後の暴力犯罪を招きやすい、というデータもあります。これはイギリスのケンブリッジ大学犯罪心理学教授のデイヴィッド・ファーリントンが1997年に提出した研究論文に示されたデータです。

心拍数と反社会性の相関関係は、発達の早い段階から、つまり幼いころから比較的一定してみられます。エイドリアン・レインの1997年の調査によると、3歳のときに心拍数が低い子どもがのちに暴力や非行をする割合は、そうでない子どもの2倍という結果が出ています。

エイドリアン・レインは香港大学でサバティカル（研究休暇）をすごした際、622人の学生に対して「赤信号を無視した回数はどれぐらいあるか」といった交通ルールに対する普段の習慣を調査し、同時に被験者の心拍数のデータも取りました。すると、赤信号を無視する人とそうでない人では、心拍数が有意に異なることが示されました。信号無視をする人のほうが、心拍数が低かったのです。

もっとも、信号無視をして当たり前の文化とそうでない文化では、結果が違ってくると考えられます（香港は交通ルールに比較的厳しい地域です）。ただ、信号無視程度のルール違反をするかしないかですら心拍数に有意な差が生じるのですから、重大な反社会的行為では、なおさら心拍数の差が際立つことが考えられます。

アメリカの著名な臨床心理学者であるニール・ジェイコブソン（ワシントン大学教授兼臨床研究センター所長）とジョン・ゴットマン（ワシントン大学教授）は、冷静さを失わないタイプの虐待者（おそらくサイコパス）は、アームチェアでくつろいでいる時よりも、妻を殴っているときのほうがリラックスすることを心電図から発見しています。

男性の方が女性よりも暴力性や反社会性が高いことが多いことは、連続殺人看護師ジェーン・トッパンのところでも少し触れました。ではそれはなぜでしょうか？ これについては明確な回答はありませんが、「男性の方が女性よりも心拍が1分間に約6ほど遅いからだ」という推測をしている研究者もいます。

ドキドキが抑止力

しかし、なぜ心拍数が低いことが暴力や反社会性につながるのか？

これについては、いくつかの仮説があります。

たとえば人を階段から突き落としたり、万引きをするなどモラルに反する行動をする時（あるいは、これからしようとする時）、一般の人間は心拍数が上がります。心拍数が上がると、不安感情が喚起され、パニック状態になったりします。そのシグナルによって「こんなことをしてはいけない」と感じ、その行動を反省したり、中止したりします。つまり心拍数の変化が、これから取ろうとする行動に対して「このままやって本当に大丈夫なのか？　危険じゃないのか？」という抑制をかけるわけです。これによって、一般の人はドキドキするような行為には、そんなに簡単に踏み切れないのです。

しかし、モラルに反する行動を取ろうとしても心拍数が上がらないという人では「こんなことしちゃだめだ」「こんなことできない」というブレーキが働きにくいということになるでしょう。そのために反社会行動を取りやすくなる、ということはできそうです。

また、心拍数の低い人間は、危険な状況、緊張するような状況に陥った場合にも、その感じ方が鈍いのです。普通の人は危険を感じて心臓がバクバクいっているのに、もともと心拍数が低い人は、心拍数がほとんど変わらない。すると、普通の人がどのような不快な気持ちになっているのかが理解しにくい。だから、簡単に一線を踏み越えてしまう、という考え方もあります。言いかえれば、心拍数の低い人間は、一般人と同じような感じ方ができない。したがって相手への共感性に乏しく、反社会的な行為へのハードルが低くなる、というわけです。

あるいは「心拍数が低い人は、心拍数が低いことによって生理的な不快さを感じやすい。

そのため、心拍数を最適なレベルにまで上げようとして、強い刺激を求めてしまう」という仮説もあります。心拍数が低い状態とは、脳の覚醒レベルが低い状態であるとも言えます。だるいような、シャキッとしていないような感じがしているわけです。それが不愉快なので、脳を覚醒させるために刺激的な行動、暴力に走ってしまう、という考え方です。

一方で、心拍数が上がりにくいという特質が、その人や社会にとってプラスに作用することもあります。

たとえばハーバード大学の研究者スタンリー・ラックマンは、ベテランの爆発物処理班の隊員の心拍数を比較しています。隊員を、受勲経験があるかどうかで分け、高い集中力を必要とする危険な職務を遂行しているときの心拍数を測定したのです。すると驚くべきことに、受勲経験のある隊員は、危険な仕事に取りかかると、逆に心拍数が減少していました。

これらの研究から、心拍数の低さとは、性格上の特性と関連するある種の資質であることが強く示唆されます。

サイコパスには犯罪者だけでなく、経営者や弁護士が多いということも、心拍数が低いという点を考えると納得がいくでしょう。聴衆を前にしてのプレゼンや法廷での弁論など、普通の人であれば緊張して実力が発揮しにくいような場所でも、心拍数が上がらなければ冷静に行動することができます。

サイコパスはＩＱが高い？

いわゆる「頭の良さ」に関してはどうでしょうか。

サイコパスを題材にしたフィクションの影響もあって、サイコパスは「ＩＱが高い」とか「天才」とかいうイメージを持っている人もいるのではないかと思います。

しかし、サイコパスと一般人のＩＱの平均は、それほど変わりません。統計的に有意な差が認められないのです。社会性を検査する尺度に注目してカテゴライズすると、むしろサイコパスのＩＱはやや低めに出ます。サイコパスが総じて優れた知能を持つわけではなく、一般人と同じように、賢い人もいれば頭が悪い人もいる、と考えるとよいでしょう。

ＩＱが高いと勘違いされがちなのは、社会通念上「普通の人はこういうことをしない」とされている倫理的なハードルを、サイコパスは平気で乗り越えてしまう、というより、ハードルなどもとから存在しないかのように振る舞うからです。

普通の人は「自分も他人も、普通はルールを守るだろう」という性善説を信じて行動しています。「ウソをついてはいけない」とか、科学者であれば「科学的なプロセスを踏んだ結果しか許されない」といったルールです。

しかし、そうしたルールを平気で無視し、しかも一抹の罪悪感も抱かず平然としていられる人間に対しては、ウソや不正を見抜くことはなかなか難しい。それゆえ、「サイコパスは頭がいい」と、一般の人々は錯覚してしまうのです。これは、常人と異なるふるまいをする人に特殊な能力を見出したがるという、認知バイアスのひとつといえます。

ただ、サイコパスのうち、暴力的な傾向と衝動性の低いサブグループに関しては、一般の人々よりも知能が高いことを示唆する研究結果もあります。

積極性が高いから不安を感じない

顔の縦横比や心拍、IQのような形質ではなく、サイコパスが具体的にどんな行動を取るのかについても紹介しておきましょう。

サイコパスのふるまいについては2014年、ノルウェーのベルゲン大学のチームが興味深い実験結果を紹介する論文を提出しています。19歳から71歳までの74名の囚人男性を対象にした実験を行った結果、サイコパスが一般的には不安の高くなる状況下でもそれをコントロールしようとする傾向が高いことを見出したというのです。

一般的には、自分が何もできない環境のときは不安が高くなり、状況をコントロールできる場合には不安が低くなります。

ところがベルゲン大学のチームの実験によると、サイコパスは非常に積極性が高く、その場に介入して空気を握ろうとする傾向が強いことが示唆されました。この論文では、「サイコパスは場をコントロールしているために不安が低いのではないか」と結論づけられています。

不安という切り口からサイコパスを見た場合、ほかにも興味深い研究があります。

イギリスやカナダの複数のグループは、「捕まりやすいサイコパス」と「捕まりにくいサイコパス」の違いについて実験を行っています。捕まりやすいサイコパスとは、前述したジェーンのように、ためらいなく悪事をおかしてしまうけれど、そのぶん悪事が露見しやすいタイプです。一方、捕まりにくいサイコパスとは、私たちの社会に溶け込み、隣人として生きているサイコパスにほかなりません。

「捕まりやすい」「捕まりにくい」の差は、どこにあるのでしょうか。

たとえば、普通の人は、威圧的な態度を取る人物を目の前にすると、プレッシャーがかかり、嫌な気持ちになります。また、危機的な状況に晒されると不安感情が強くなり、その状態が保たれるようにできています。

しかし、「サイコパシー傾向が高く、逮捕されやすい」タイプの人では、この不安感情が低いままだったのです。危険な状況でも不安を感じないということは、その分、自分が捕まる危険性を察知しにくく、その状況を回避できない可能性も高くなると考えられます。

一方、「サイコパシー傾向は高いが、逮捕されにくい」タイプの場合は、どうでしょう。やはり基本的には不安感情は低いのです。ところが、「いよいよこれは危険だ」というレベルまでさしかかると、一気に不安感情が跳ね上がったのです。ギリギリになると不安感情が喚起され、危険を回避する。こういう特徴を持っているからこそ、「これ以上やったら捕まる」という危険を察知し、あと一歩のところで引き返すことができる。ゆえに逮捕されにくい、というわけです。

このように、危機的な状況を察知すると緊急回避するサイコパスは、よりタチの悪い危険なサイコパスといえるでしょう。

相手の目から感情を読み取るのは得意

サイコパスの持つ特殊な才能があります。

サイコパスに対して飢餓に苦しむ人などの悲惨な画像を見せても、感情と関連する部分の脳は活性化しません。サイコパスは「共感性が低い」と言われるゆえんです。

アメリカの国立精神衛生研究所（NIMH）に所属する著名な精神医学者ジェームズ・ブレア、デレク・ミッチェル、カリナ・ブレアの3人の著書である『サイコパス　冷淡な脳』によれば、他者の悲しみを目のあたりにしたとき、自律神経（循環器、消化器、呼吸器などの活動を調整するために、24時間働き続けている神経）の反応が、サイコパスは一般人よりも弱いのです。また、表情や音声から他者の感情を読み取る実験をおこなうと、「怒り」「喜び」「驚き」といった感情については一般人と同程度に読み取れるものの、「恐怖」「悲しみ」を察する能力には欠けていることがわかっています。

しかし、他者を騙して利用する、詐欺を働くというときに、本当に相手の心情がまったく見抜けないのであれば、それは不可能です。他者の心を摑むには、相手の感情を理解する必要があります。サイコパスは共感性が低いはずなのに、なぜ他人の心をもてあそぶことができるのでしょうか。

実はサイコパスは、相手の目つきや表情からその人が置かれている状況を読み取る才能が際立っているのです。人間の目のあたりだけの写真を見せて、その人の感情を読み解かせるという課題を与えると、一般人の正答率は30％ぐらいであるのに対し、サイコパスの正答率はなんと70％にもなります。つまり他人が「悲しんでいる」「苦しんでいる」目つきを見て、サイコパスは「自分自身が共感する」ことはないけれども、他人がそのような心理状況に置かれているということを読み取ることは得意なのです。

ちなみに、逆に一般人がサイコパスの目から感情や考えを読み取ろうとしてもうまくいかない、という実験結果も報告されています。サイコパスは表情に感情がまるで表れないからです。

たとえば、まばたきの頻度は、その人物が不安をどのくらい制御できているかに関して信頼できる指標だとされています。まばたきの回数が多い人は、不安をコントロールできていないことになるのですが、サイコパスは、一般人よりもまばたきの回数が少ないという特徴を持っています。

感情を揺さぶる言葉に対する反応が薄い

「共感」はしないが「理解」はできる、というサイコパスの能力について、別の実験もあります。

ロバート・ヘアは、ボランティアの被験者に文字列を見せ、文字列が単語になるかどうかをできるだけ早く判断させるという実験を行っています。

実はこれは判断力の速さを測定する実験ではなく、単語の意味に対してどんな心理的反応を示すのかを見る実験でした。

普通の被験者は「t-r-e-e」（木）のようなあたりさわりのない言葉では変化がなかったものの、「r-a-p-e」（レイプ）のように不安感を掻き立てる単語のほうに、強い反応を示しました。

しかし、サイコパスの場合、ありふれた単語だろうと扇情的な単語だろうと、まるで変化が見られなかったのです。

別の実験でわかっていますが、サイコパスの場合、「私はあなたを愛している」と言う時と「コーヒーを飲みたい」と言う時で、なんら脳波の動きが変わらなかったのです。

異常心理学が専門の杉浦義典・広島大学准教授は著書『他人を傷つけても平気な人たち』の中で、サイコパスのふるまいは「学校の国語の試験問題を解いているようなもの」だと述べています。「この人はどういう気持ちだったのか、何文字以内で書きなさい」という設問に答えるようなものだというのです。「その人の気持ちが本当にわかるかどうか」よりも「文脈から類推して該当箇所を見つけ出す」と高得点が取れるものですが、それと同じ作業をしている、というわけです。サイコパスは「こういう状況では、他人はこう感じ、こう考えるものらしい」と、テストの答えを探すように相手の気持ちを読解し、操るのです。

サイコパスは自分に共感性がないことに、薄々気づいてはいます。そして、他者に共感的なふるまいをまったくしないと自分にとって不利になるということを頭で理解していま す。そのため、他の回路を使って対応するのです。

こうしてサイコパスは人の弱みにつけこみ、コントロールする技術を身につけていきます。

たとえば、こんなことをする人があなたの周囲にいないでしょうか。

——まず、相手に貸しを作る。お金で困っていたらお金を、人脈で困っていたら人脈を提供する。頼まれなくても親切にする。関係の初期段階ではとにかく「この人はいい人だ」「自分を助けてくれて、本当にありがたい」と思わせる。

ところが、ある程度の信頼関係ができたところで、脈絡なく、あるいは非常に些末なことでキレる。

「あんなによくしてくれた人が怒ったということは、自分は何か悪いことしたのかな？」

本当は謝る理由はないのに、関係を維持するために謝っておこうかな、という気持ちに相手はなっていきます。

それを繰り返して、相手が下手に出て来たところで言いがかりや難癖をつけて「あんなによくしてあげたのに、どういうこと？」などと怒る。普通の人は、恩のある人物から嫌われたくないので、自分が悪いわけではないと思っていても、たいていは謝罪します。するとまた態度を豹変させ、謝罪を受け入れるのです。そして「そうやって素直に謝ることができるのは、あなただけですよ」などと、相手の自尊心をくすぐるような持ち上げ方をする。

こうしてアメとムチを繰り返し、被害者側の怒られたくない、嫌われたくないという罰を回避する気持ち、誉められたい、またいい思いをしたいという欲望を巧妙に刺激して、借りがある人には何かお返ししなければならないという「好意の返報性」を悪用することで、上下関係を完成させてゆく——。

職場や恋愛など、狭い人間関係のなかで、ときに「認められたい」という気持ちを充たされ、ときに激怒によって自省を強制されるうちに、次第にその人の様子を窺いながら行動するようになってしまうという経験をしたことがある人もいると思います。もしかしたら、その相手はサイコパスだったかもしれません。極端な場合には、その人物の許可なしには行動できなくなってしまう、ということさえ起こります。

サイコパスはこうしたテクニックを駆使して、人を操作していきます。冷徹に〝カモ〟の目や表情から心情の揺れ動きを読み取り、ここまではいじめて大丈夫、ビクビクしたところで相手のここを持ち上げれば〝落ちる〟、といったことをごく自然にやってのける能力を持っているのです。

サイコパスが重視する道徳性、重視しない道徳性

この他にサイコパスの内面的な特徴はあるのでしょうか。

サイコパスには「良心がない」「道徳心に欠陥がある」などと言われます。

しかしその前に、「道徳心」とは一体何でしょうか。

アメリカの社会心理学者ジョナサン・ハイト（バージニア大学教授）は、道徳心を5つに分類し、そのうえでサイコパスは一体どの種類の道徳心が低いのかについて実験をしています。

ハイトの分類は以下の通りです。

１「他人に危害を加えないようにする」道徳心
これは「他人を殺してはいけない」といったものです。

２「フェアな関係を重視する」道徳心
たとえば「自分は浮気をしてもいいが、相手の浮気は許さない」といったことをしない公正さです。

３「共同体への帰属、忠誠」に関する道徳心
所属する集団や組織を大事に思う気持ちも道徳心のひとつだと、ハイトは考えています。

４「権威を尊重する」道徳心
自分より地位の上の人を敬い、逆に自分よりも地位の低い人には反抗を許さないといった、序列の重視です。

５「神聖さ、清純さを大切に思う」道徳心
これには宗教心、信仰心も含みます。

ハイトの研究によると、サイコパスはこの5つの道徳心すべてを軽んじているわけではなく、ムラがあるという結果が出ています。あるものは遵守し、あるものは軽んじていたというのです。

では何を重んじ、何を無視していたのか。

極端にスコアが低かったのは、1点目「他人に危害を加えない」と2点目「フェアネス」についての尺度でした。

しかし、ほかの3つの尺度、「共同体への帰属心、忠誠心」「権威を尊重する」「神聖さ、清純さを大切に思う」に関しては、意外にも高かったというのです。

これはおそらく、サイコパスにとってはこれら3つの道徳心については、持っているほうが生存戦略として合理的だったからでしょう。

たとえば暴力団のような反社会的勢力では、組織への忠誠心や序列が重視され、トップの襲名披露の儀式などによって、権威づけや神聖さを強調するということが行われます。反社会的勢力に加入する人たちは、反社会的な価値観を持つ人、つまりサイコパス傾向が高い人が多いでしょう。そうした人々を支配し操る幹部たちは、なおのことサイコパス傾向が高いと考えられます。あるいは、ブラック企業の経営者と中核スタッフにも、似たような傾向があるかもしれません。

ハイトの研究は、他人に危害を加えることには抵抗がないのに、自分たちの組織のなかでは帰属心や権威、神聖さを重んじるという反社会的集団の組織論理を読み解くヒントになるでしょう。

自分の損得と関係ないことには無関心

サイコパスには人間的な感情が欠落していると言っても、すべての感情を失っているわけではありません。確かに恐怖や不安は感じにくいのですが、負の感情のすべてが低下しているということではないのです。

たとえばサイコパスにも「妬《ねた》み」の感情はあります。

ただし、自分の損得と関係ない人のことには無関心です。自分と直接的な利害関係が生じさえしなければ、集団の中において「あの人だけ得していてずるい」といったことが起きても興味を示しません。誰かが運よくボロ儲けしたとか贅沢な生活をしているというだけで、悪口を言ったりしたがる人が多い中、サイコパスはきわめてクールです。

誰かを批判するという行為は、快感であると同時に、相手からのリベンジのリスクも背負います。批判したところで何のメリットも得られないのですから、リベンジのコストを負うくらいなら、無関心でいた方が個体の生存には有利です。サイコパスはそこを冷静に判断しているのです。

サイコパス傾向の高い人をあぶり出す実験のひとつに、「最後通牒《さいごつうちょう》ゲーム」という心理実験があります。

目の前に1万円があるとしましょう。ゲームの参加者はふたりです。今、私とあなたとで参加したとしましょう。

1万円を2人でどう分けるかは、私に提案権があり、あなたには承認権・拒否権があります。私の決めた分配比率に不満であれば、あなたは拒否権を発動できます。つまり、「そんな不公平な配分をするのは許せない」という気持ちがあれば、私に拒否権という形でリベンジできるのです。

ただし、拒否権を発動すると、私もあなたも手にするお金はゼロになってしまいます。このゲームに対する反応の仕方で、その人のもつ心理的傾向がわかるのが、このゲームの面白いところです。不公平な取引に対する拒否率が高い人は、性格の5因子モデルにおける調和性のスコアが高いという実験結果が出ています。

さて、今回は私が９９００円取ります。あなたは１００円でいいですか？

「え、なんで自分は１００円だけなの？　ちょっと不公平では？」普通の人は、そう感じると思います。

では、サイコパス傾向の高い人はどうでしょうか。

「どんな割合でももらえた方が得だから」という理由で、拒否しないのです。「相手にリベンジして１円ももらえないよりは、１円でももらっておいたほうが得」という、自分にとっての損得こそが重要であって、相手が得するかどうか、相手がズルをしているかは、サイコパスにとってはどうでもいいのです。仕返ししたいという気持ちが生じることはなく、自分が得するかどうかについてだけ関心を向け、冷徹な判断を下します。このあたりが、サイコパスはＩＱが高そうに見える要因のひとつかもしれません。しかし、ＩＱの高さは関係なく、単に他人のことはどうでもいいだけなのです。

ただし、サイコパスは徹頭徹尾自己中心的で他人のことを一切かえりみない、ということではありません。

サイコパスも「こいつは自分の仲間だ」と認めた人間に対しては「たとえ自分の損になっても人のためになる」ことをします。仲間が得をすると、自分も間接的に得をすることを知っているからです。

彼らがネガティブ感情を抱くのは、自分が既に持っているもの（お金や恋人など）や所有していると思っていたものが奪われた時、あるいは自分が欲望しているものを奪われた時です。この時は罰を受ける可能性を顧みず、果敢に奪うための行動を起こします。

サイコパスの悩み、苦しみ

「痛み」に対する感度が鈍いとはいえ、サイコパスも悩み、苦しむことは当然あります。

彼らの悩みとは、いったいどんなものでしょうか。

中国の武漢大学の研究チームが２０１５年に発表した研究論文によれば、サイコパスの一番の悩みは孤独感が強いことだそうです。彼らは、なかなか他者との信頼関係を築きにくい面があります。信頼関係を築けたと思っても、人の痛みがわからず、サイコパス特有のふるまいが一般人の感覚からは外れたものに見えるせいで、一時的な関係性で終わってしまいます。

自分の周囲から、人が離れていってしまうことが繰り返されると、徐々に「人間関係は短期的に終わるものだ」ということを想定して行動するようになり、ますます破綻を招く

――そうして孤独感を募らせていくようです。誰も自分のことを理解してくれない、と。他人に共感できない人間なのだということが周囲に知られたら「あいつは危険だ」と思われ、ますます孤立を招きかねません。カミングアウトするのも難しいのでしょう。

オーストラリアのウェスタン・シドニー大学の研究グループが、アメリカの労働者を対象に行った調査もあります。

その調査によると、サイコパスは、職場の環境を「協調し合う場所」というより「競争的なもの」であると捉える傾向が高いとされています。職場が弱肉強食の世界に見えているわけです。自分以外の人間に関心が持てず、この世界が助け合う場所だと認識できない。だから「勝つ」ことをゲーム的に求めてしまいます。しかし仕事に対する充実感は得にくく、自分が「成功した」と満足しにくい傾向があることもわかっています。これもサイコパスが抱く悩みのひとつです。

認知行動療法の理論的基礎をつくったアメリカの精神医学者アーロン・ベック（ペンシルベニア大学教授）は、サイコパスは自分自身を「強く、自立的な一匹狼」として捉えている、と言いました。他の人間は「搾取されるに値する人間」、弱くてもろく、犠牲になる人間に見えているのだ、と。自己を守り、「奪う側」の人間になることで「奪われる側」

になることを避けている、そのために自分には社会のルールを破る権利が与えられている――サイコパスはそう信じている、とベックは指摘しています。

リバプール大学の心理学者ロナルド・ブラックバーンとJ・マイケル・リー・エヴァンスは、サイコパスの行動は「他者から邪悪な意図を感じる」という認知バイアスを抱えていることによって引き起こされていることを示唆しています。つまり、サイコパスは「周囲の人間が自分に敵意を持っている」と認識しており、だからこそ彼らも敵意を持って対抗している、というわけです。

この世が悪意に満ちた世界に見えているのだとすれば、サイコパスはなかなかに哀しい存在であるとも言えます。

口がうまく、主張や態度をコロコロと変え、自己中心的で支配欲が強く、おのれの過失の責任は100%他人にあるような物言いをし、誇大妄想に取り憑かれているように見える。この人はいったい何をやりたいんだろう、何が楽しくて生きているのだろう、というふうに疑問を感じさせる著名な政治家や実業家が、誰にも幾人か思い浮かぶのではないでしょうか。

しかし、彼らには周囲の人間が敵に見えており、それゆえ今ある世界を壊さずにはいられない。自分が破壊した結果を前にしても、とくに何とも思わない。あらゆる対象への愛情や愛着が欠如しているから、仕事に対する責任感が芽生えることもない。今の仕事への満足感が低く、次から次へと関心を移し、付き合う人間も取り替えていく。

サイコパスは、慢性的な退屈にあえいでいると言われています。飽きっぽく、すぐに興味の対象が変わる。その様子は、まるで子どものようです。

ハーバード・メディカル・スクールの心理セラピスト、マーサ・スタウトの言葉を借りれば、サイコパスはほかの人間と絆を結べないだけでなく、自分自身との関係も希薄なのだということになるでしょう。

反社会行動に関する4つの仮説

本章では、サイコパスと考えられる人の例、またサイコパスの外見やふるまいの特徴に関する研究を紹介してきました。

ランディやジェーンは、衝動的にカッとなって人を殺したのではなく、きわめて冷徹に、犯行に及んでいます。詐欺師のクリストフも含め、彼らはまるで息をするようにウソをつき、ウソをつく瞬間も、そのあとも、ふだんと変わらぬ平静さを保っています。

どうしてそんなふうに振る舞えたのでしょうか。

なぜ、そんな特徴を持っているのでしょうか。

サイコパスの反社会的な行動の要因に関しては、大きく分けて4つの仮説があります。次章以降では、これらの仮説に依拠しながら、サイコパスの根源に迫っていきたいと思います。

ここではざっと、4つの仮説を概観しておきましょう。

①　欠如仮説（低い恐怖感情仮説）

恐怖や不安に関する感情が欠如しているために、特徴的なふるまいがあらわれる、とする仮説です。low fear hypothesis、つまり「低い恐怖感情仮説」です。

これはアメリカの行動遺伝学者デヴィッド・リッケンが提唱した理論です。衝動的に悪事や暴力を働こうと思っても、普通は「捕まったら大変なことになる」という恐怖や不安がはたらくため、それが抑止力になってやめてしまう人が大半です。

しかし、一部には抑止力としての不安が低い人間がいます。それがサイコパスというわけです。彼らは反社会的行動へのブレーキを持っていないか、あるいは持っていてもほとんど機能しないのです。

② 注意欠陥仮説（反応調整仮説）

注意の向け方や情報処理の仕方にサイコパス特有の欠陥があるというのが「注意欠陥仮説」（反応調整〔response modulation〕仮説）です。

これはウィスコンシン大学の心理学教授、ジョセフ・ニューマンが提唱している理論です。

サイコパスは不安を感じないというよりも、注意力を目先にあるタスクだけに向けるため、関係ないことが視界から外れてしまうのだ、というのがその主張です。

サイコパスの集中力は、ある意味では「高すぎる」ことがあります。それがために、自分の関心のあることや目先の利益以外のことを考えられない、つまり、他人の気持ちの動きまで計算する余裕がないので反社会行動を取りやすいのだ、という仮説です。言いかえれば、サイコパスとは一種の学習障害、ないし情報処理能力障害だとするものです。罰や損失を予測する能力に障害があるがゆえに、特異なふるまいをしてしまう、というのです。

ニューマンは、サイコパスが損失や罰を被る可能性には目もくれず、報酬に対してのみ非常に強い執着を示すことをその有力な根拠としています。

自己管理、自己評価、自己統制といった、自分をコントロールする能力について混乱が見られる（一般人ならいずれもできるのに、サイコパスはできる部分とできない部分が激しい）点についても、ニューマンはこの仮説で説明がつくとしています。

③ 性急な生活史戦略仮説

「性急な生活史」というのは、あまり一般的には使われない用語ですからわかりにくいかもしれません。

これは進化心理学的な考え方です。

進化心理学とは、人間が持つ心理メカニズムの多くは生物学的に環境に適応した結果、こうなったものなのだと仮定して、研究をするアプローチです。

なおここで言う（そして本書で言う）「進化」とは、世間一般における「成長」とか「優れた状態になる」といった意味合いとは異なります。

進化とは「ある形質をもった個体が、ある環境に（たまたま）適応した結果、集団内にその形質が広まっていき、普遍的に備わった状態になること」をここでは指します。

たとえば大昔の人類の祖先において、「恐れる」感情を持つ個体と、そうした感情を持たない個体の2種類がいたとします。

未知の危険に遭遇したとき、恐れる感情を持つ個体のほうが、そうした感情を持たない個体よりも生き残る可能性が高かったと考えられます。

すると、恐怖を覚える個体のほうがより生き残り、数を増やすことができます。恐れることをしない個体は、不慮の事故で死んだり、負傷して交尾できなくなったりし、相対的に減っていきます。

これが繰り返されると、どうなるでしょうか。

長期的には恐怖の感情を持つ個体が増えていき、その性質が人類という種全体に広がっていくだろう、と考えられます。

逆にいえば、いまの人類の多くに普遍的にみられる心理メカニズム（たとえば誰かが一方的に暴力を振るわれていたら、「ひどい」「痛々しい」と感じる、といった感情）は、人類の進化の歴史のなかで、生存や繁殖の成功に役立つ何らかの機能を果たしてきたと考えられます。

とするならば、サイコパスが今日まで生き残ってこられたのも、彼らのもつ特徴が、生き残ったり、子孫を増やしたりするうえで有効なものだったからではないか、と進化心理学的には考えるのです。それがたとえ「平気でウソをつける」「他人の痛みがわからない」といった、一般的には好ましくないとみなされる特徴であっても、です。

道徳的にはにわかに受け入れがたいかもしれませんが、こうした考えもあるのです。

ではどういう環境であれば、サイコパスのほうがそうでない人よりも、生存・生殖に有利になるでしょうか。

たとえば、食糧をはじめとする、生きていくうえでの資源が豊かな環境では、子どもに対して長期的に面倒をみるなどの高い養育コストをかけなくとも、早い段階での自立が期待できます。

適当に放っておいても、子どもが勝手に食べ物にありつける状況であれば、親やまわりの大人はそうかまってあげなくてもすくすくと育っていける環境です。

すると、その環境では、長期間一定の異性と長くいて子どもに養育のコストを掛ける（一夫一婦制）よりも、短期間にたくさんの異性と接触し、相手を騙してでも魅了して性交までこぎつけ、たくさん子どもを産ませた／産んだ個体のほうが、より多く繁殖できることになります。

さらに言うと、浮気性な男に去られた妻子、あるいはウソつき女に去られた男性も、それほど深刻な問題に直面せずに食糧にありつけ、別のパートナーを見つけて生きていけるのであれば、ウソつきや浮気者を処罰し、排除するよりも、また違うパートナーを見つければいいと考える方が合理的でしょう。

このように、短期間にさまざまな異性と会う戦略を取るようなライフスタイルを「性急な生活史」と呼びます。

そして、そういう行動戦略をとるのに好適なのが、今日で言うサイコパスのもつ形質なのだ、という仮説です。

空想小説のような話だと思われたかもしれませんが、こうした社会も実在します。それについては、第4章で詳しく紹介します。

もちろん、当然ながら、騙してでも異性を魅了すればいいと考える人間、伴侶を裏切ってでも複数の異性とセックスするような人間は、近代社会には馴染みません。だから、今日においては彼らの行動は「反社会的」だといわれるのです。

④ 共感性の欠如仮説

アメリカ国立精神衛生研究所（NIMH）のジェームズ・ブレアが提唱している仮説です。

これは脳研究が進んでから出てきた、比較的新しい仮説です。サイコパスは脳のなかでも扁桃体という領域が機能不全であり、あるいは扁桃体と眼窩前頭皮質という部分の結びつきが弱いために、反社会的に振る舞ってしまう、というものです。

この仮説については第2章で詳しく解説します。

第2章では、これらの仮説をベースに、サイコパスを脳科学の観点から探っていきたいと思います。

第2章　サイコパスの脳

第1章では、サイコパスの行動様式や内面の特徴を紹介してきました。しかし、なぜサイコパスがそのような行動を取るのか、どんなメカニズムが脳で働いているのかは、長年大きな謎でした。

本章では、近年急速に発展している脳科学の観点から、サイコパスの脳の働きを探ってみましょう。サイコパスの脳にどんな特質があるのかは、脳画像診断の発達によって、かなりの部分が明らかになってきています。

脳の説明についてはどうしても専門用語が多くなりますが、本書では可能な限り平易な言葉に言い換え、図解も入れてありますので、しばしお付き合いください。

まずは知覚能力（外界からの刺激を感じ取り、意味づけする能力）と学習能力に関するサイコパスの脳の特徴について見ていきましょう。

その後、第1章で紹介した「捕まりやすいサイコパス」と「捕まりにくいサイコパス」の脳の違いについて検討したいと思います。

1　サイコパスの脳の知覚能力、学習能力

「熱い共感」をもたない脳

サイコパスをあぶりだすために、「道徳ジレンマ」の実験を行うことがあります。

たとえば、村に殺人鬼がやってきたときに、みんなで隠れていたとします。息を潜め、音を立てないようにしなければいけないその状況で、ある赤ちゃんが泣き始めてしまいました。殺人鬼に気付かれたら、あなたも含めた村人全員が皆殺しにされてしまうかもしれません。さて、その赤ちゃんをあなたはどうしますか？

こうした道徳ジレンマを与えると、ほとんどの人は「なんとかして声が漏れないように工夫する」と答えます。しかし、サイコパスは迷わず「絞め殺す」と答えます。

あるいは、あなたが外科医だとしましょう。

心臓、肝臓、腎臓など、それぞれ別の箇所の臓器移植を必要としている患者が目の前に

5人います。そこに身元不詳の、若くて健康で家族のいない青年が1人やってきました。もしこの青年の臓器を5人に分け与えることができれば、5人が生きられる。1人を殺して5人を助けるか、1人を助けて5人を見殺しにするか。どちらにしますか？

普通の人は、「健康な人を殺すなんて……」と葛藤するものです。この問いに対しても、サイコパスはためらいなく、1人を殺す方を選びます。そのほうが合理的な判断だと考えるからです。ここまで極端な例でないにしろ、似たようなケースは私たちの周囲にいくらでもあります。たとえば多大な痛みを伴う改革や、結果として弱者切り捨てになるような政策を「合理的だから」として容赦なく推進し、反対派を人格攻撃という手段を使ってでも徹底的に非難する人々には、そうした傾向があるのかもしれません。

サイコパスは道徳によって判断することはありません。「合理的なのだから、それが正しい」と考えます。そう答えることによって、自分がまわりからどんなバッシングを受けるかは、予測する能力を持ちません。あるいは予測できたとしても、実感としては「なぜみんながそんなことであれこれ言うのか」がわからないといったものになるでしょう。さらに言えば、叩かれても心理的ダメージを受けないという特徴もあります。

英国オックスフォード大学実験心理学部教授のケヴィン・ダットンは、共感には感情を伴う「熱い共感」と、計算ずくの「冷たい共感」がある、と言います。サイコパスには冷たい計算はあっても、熱い共感はないのです。道徳性には、「熱い共感」が必要です。そのため、こうした道徳ジレンマの実験によって、サイコパスをあぶり出すことができるのです。

恐怖を感じにくい脳——扁桃体の活動が低い

では、なぜサイコパスは「熱い共感」を持ち得ないのでしょうか。

脳の働きを知るには、近年は、ｆＭＲＩ（核磁気共鳴機能画像法）と呼ばれる装置を用いる研究が盛んです。被験者の頭部に磁場をかけ、血流の動態を測定することによって脳のどの部分が賦活（活性化）しているのかを調べることができる装置です。

この装置を用いて測定すると、サイコパスは脳の「扁桃体」と呼ばれる部分の活動が一般人と比べて低いことが明らかになっています。

扁桃体とは、いったいどんな働きをする場所なのでしょうか。

扁桃体は、大脳辺縁系の一部です。耳より上の奥側、海馬の先のあたりにあたる領域で、左右両側にひとつずつあります。

大脳辺縁系は快感や喜び、不安、恐怖といった情動を司る領域で、〝情動脳〟や〝哺乳類脳〟などと呼ばれます。
この部分は、報酬系の一部と考えられています。

報酬系とは、人や動物の脳において、何かが「欲しい」とか「したい」といった欲求が満たされたとき（あるいは満たされることがわかったとき）に活性化し、快の感覚を与える神経系のことです。

他の生物では、食物を食べたり性行動をすることが報酬系の活動と結びついているのが普通です。しかし人間は、「美しいものに触れる」「好奇心を満たす」「他者に必要とされる・愛される」「次世代を育てる」など、より高次で社会的・長期的な行動においても報酬系が活性化します。

その中でも、扁桃体は人間の快・不快や恐怖といった基本的な情動を決める場所です。私たちは何か美味しいものを食べたり、目当ての異性に近づけると「快」と感じますが、こうした情動を司っているのがこの部分です。ちなみにコカインのような多幸感をもたらす薬物は、扁桃体をはじめとする大脳辺縁系に作用するものです。

たとえば、ヘビを生まれてから一度も見たことがないサルや新生児であっても、ヘビも

図1　大脳辺縁系の構造

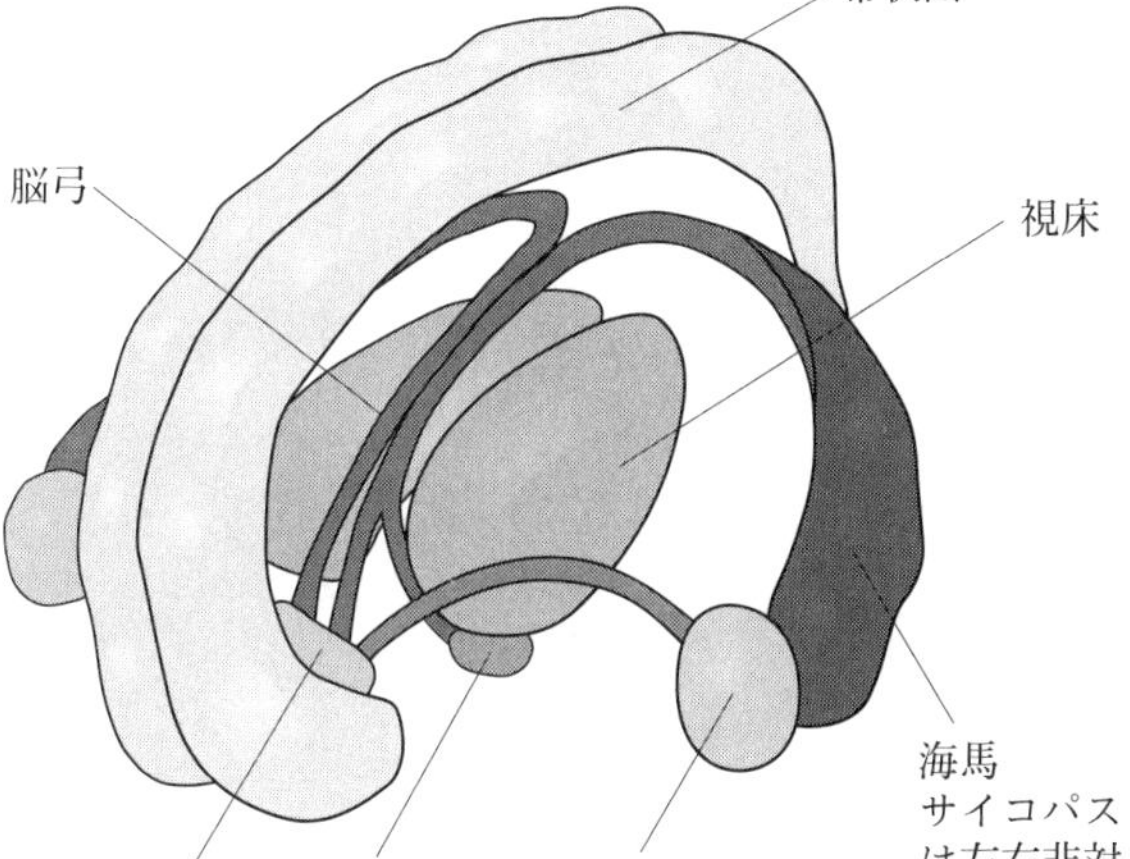

しく は細長くてニョロニョロと動く物体を見せると、怖がることが報告されています。こうした生得的な恐怖の感覚も、扁桃体の働きによるものです。

また、外界からのさまざまな感覚情報（刺激）が伝わる速度も、脳内のほかの場所とは異なります。社会性や理性を司る前頭葉への伝達速度に比べ、扁桃体へは2倍の速さで到達するのです。考えるより先に、いわば本能的に反応する部分、と思ってもらっていいでしょう。

扁桃体を手術で取り除いてしまうと、うなり声や悲鳴、怒りの声のような否定的なサインが理解できなくなることが知られています。食べられないものでも手当たり次第に口に運んだり、あらゆるものに対して発情し交尾をしかけたり、以前は恐れていた動物やヘビなどに平気で近づくようになります（クリューバー・ビューシー症候群と呼ばれています）。

つまり「サイコパスは扁桃体の活動が低い」ということは、恐怖や不安など、動物が本来持っている基本的な情動の働きが弱い、ということです。

サイコパスが恐怖を感じにくいことを示したものとしては、こんな実験があります。

電飾板に文字が書かれており、緑か赤に光るようになっています。また、被験者の体には、電極が取り付けられます。文字が緑色に点滅している間は何ともありませんが、赤になったら被験者の体に電流が流れ、ビリビリとした痛みを与えます。
緑→赤→緑→赤……と繰り返すうち、普通の被験者は、文字が赤に光るだけで、実際には電流が体に流れていなくても恐怖を感じるようになります。赤い文字＝痛み、と、脳が学習するのです。これを「恐怖条件付け」（嫌悪条件付け）といいます。

しかしサイコパスは、赤く光った文字を見ても、何ら変化を起こしません。脳が恐怖を学習しないからです。

前出のケヴィン・ダットンはこんな風変わりな実験もおこなっています。恐怖を感じている人の汗を、ギャンブルのシミュレーションゲームをしている被験者に嗅がせたのです。すると、一般人は賭けの姿勢が慎重になりました。群集に恐怖が伝染してパニックになり、それがもとで大事故に繋がるという事件がしばしば発生していますが、恐怖を感じている人の汗の成分の中に、他の人にも恐怖を「伝染」させるような成分が入っているのかもしれません。一方、サイコパスは、恐怖を感じている人の汗の臭いを嗅いでも、何ら変化がありませんでした。つまり彼らには恐怖の伝染が起こらないのだと考えられます。

被験者にさまざまな感情を示す顔写真（怒ったり悲しんだり……といった顔写真）を見せるという実験でも、一般人とサイコパスの間にはやはり違いが生じます。

なお、情緒や行動が不安定な「境界性パーソナリティ障害」の患者はサイコパスと間違えられがちですが、境界性パーソナリティ障害の患者にこの顔写真の実験をおこなうと、むしろ扁桃体が過剰に活性化することがわかっています。サイコパスとは大きく異なる人格障害であることがわかります。

このようにサイコパスの脳では、恐怖や不安といった情動よりも理性・知性が働きやすい。だとすれば、一般人が異様に感じるほどサイコパスは合理的な結論を選ぶ、という理由も納得がいくのではないでしょうか。

扁桃体と前頭前皮質の結びつきが弱い

もっとも、扁桃体の働きは、生得的な反応にとどまるわけではありません。また、扁桃体が単独で働くわけでもなく、脳内の他の部分と連携しています。

ものごとを長期的な視野に立って計算したり、さまざまな衝動にブレーキをかけているのが、「前頭前皮質」と呼ばれる部分です。前頭前皮質のうち、「眼窩前頭皮質」や「内側前頭前皮質」と扁桃体の結びつきができてくると、人間は自分が置かれた社会的状況と「快・不快」を組み合わせてバランスをとりながら判断できるようになります。

図２　前頭前皮質のおもな構造

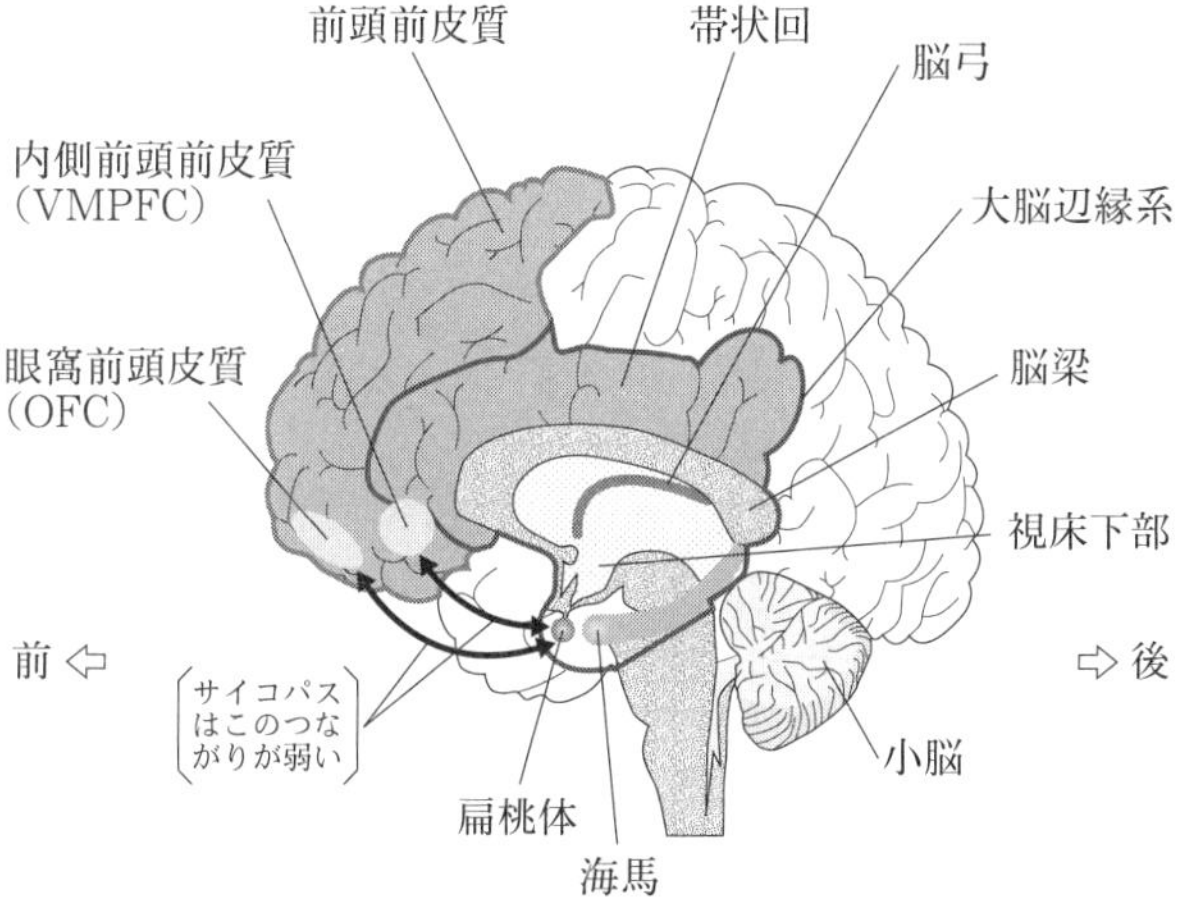

人間の脳の認知機能をつかさどる部分には、大きく分けて「大脳辺縁系を中心とした情動を司る部位の機能」と、「前頭前皮質を中心とした思考を司る部位の機能」の2つがあります。

子どものように鋭敏に、ときには逸脱気味に反応する、わがままな情動の部分を、大人の自分（前頭前皮質は20代半ばまでかかってようやく成熟します）がうまくコントロールする、とイメージしてもらえればいいでしょう。

通常は「よくがんばったね、えらいね」と親から誉められた子どもが、「努力はいいことなんだ」と認知するようになり、努力自体に意義を見出す（快を感じる）仕組みが脳に形成されていくことで、人は善悪や正邪の基準、規範を学んでいきます。

なかでも眼窩前頭皮質と内側前頭前皮質の機能は、「悔しい」「腹が立つ」「楽しい」といった感情を喚起するような記憶（情動記憶）を制御しています。この部分の機能が高い人は、衝動的な行動が抑えられ、対人関係で適切なふるまいができます。逆に、この部分の機能が低下すると、ほかの人に対して「していいこと」と「してはいけないこと」の区別が理解できなくなってしまいます。

眼窩前頭皮質は、相手に対する「共感」をもつことで、衝動的な行動にブレーキをかけています。

たとえば、ある人からひどい仕打ちを受け、殺してしまいたいという衝動に駆られたとします。そんなとき「でも、刺したら痛がるだろう」「血がたくさん出る」「殺されたら悔しいだろう」といった共感性が眼窩前頭皮質から発出され、突発的な行動を抑制してくれるわけです。〝共感力〟が高いほど、「刺されたときの痛みを自分も感じてしまい、とてもじゃないが相手を刺せない」という状態になります。

一方、内側前頭前皮質は「良心」によるブレーキです。「絶対にぶっ殺す」と情動が沸騰しかけても、「そんなことしちゃいけない」と抑える場所です。

繰り返しになりますが、人間は成長するにつれて、このような社会性を司る前頭前皮質と、恐怖や罰を痛みとして受け取る扁桃体のコネクション（結びつき）ができていきます。

その例をもうひとつ挙げておきましょう。

たとえば、子どものころにこんな経験はありませんでしたか。

自分が泣いている時、まわりの大人から「かわいそうにね」と言われて、「ああ、私はかわいそうなんだ」と自覚して、さらに泣いてしまう――。このように「こういう状況はかわいそうなんだ、不快なんだ」と学習することで、次に同じようなシチュエーションに遭遇したとき、不快感をただちに感じるようになります。

人間はこのようにして、恥や罪の意識をより強く感じるようになり、妬みの感情なども強化されていきます。

「あいつの方が多くもらっているけど、いいの？」などと誰かから言われて、「これは自分が損をしている状態なんだ」と後天的な学習が起き、そのいやな気持ち、ねたみ感情を引きおこす対象（自分より利益を得ている人など）に対して、ネガティブな視線を向けるように徐々に行動が強化されていきます。

扁桃体そのものの活動は生得的ですが、それにプラスして、前頭前皮質の働きによって社会的な文脈を学習するわけです。

しかし、サイコパスの場合は、

①扁桃体の活動が低い

②眼窩前頭皮質や内側前頭前皮質の活動が低い

③扁桃体と眼窩前頭皮質や内側前頭前皮質の結びつきが弱い

これらいずれかの理由、あるいはそれが複合することで、恐怖や罰から社会的な文脈を学習して痛みや罪、恥の意識を覚えることができません。

一方、サイコパスとは逆に、前頭前皮質と扁桃体の結びつきが強すぎる人もなかにはいます。このような人は、社会不安障害（対人恐怖など）やパニック障害、うつなどに罹患しやすいこともわかっています。

良心というブレーキがない脳

通常、人間は幼少期から、人のものを盗んだり、ウソをついたり、人に責任をなすりつけたり、誰かを傷つけたりすると罰を受けるということを学習し、罰を避けるようになります。「やってはいけないこと」を学び、大人になると、そういうことをしなくなります。あまりにも社会的なふるまいの学習ができない人は、集団から排除されていくからです。

しかし、学習しない――というより、右の3つの理由のいずれかのため、罰を罰と思えない人がいます。それがサイコパスです。

彼らは「罰に懲りる」ことがありません。彼らは「勝ちパターン」というルールは学習できても、「倫理・道徳」というルールがそもそも学習できません。

正常な人たちは「これがもっとも合理的なやり方だ」という選択肢があったとしても、「人間としてやってはいけないものだ」「これをやってしまうと、いずれ罰を受ける」と感じれば、ストレートに行うことはありません。良心がブレーキとして働くわけです。サイコパスにはそれがないから、冷徹に合理的な手法を取る。それが「ルールハック」に見えるのです。

さらに興味深いことには、彼らはそうした自分の特徴にどこかの時点で気づくようです。「自分はどうあがいても普通の人と違うんだ」と。そしてそれを隠そうとし、わかっているふりをするために、よりウソがうまくなるという側面もあるようです。

ロバート・ヘアは「サイコパスも良心の呵責や罪悪感を口にすることがある」と言います。しかしそれは実際に心が痛んでいるからではありません。他人から責められたときに「自分が悪いと感じているように見せる」ことが有効な処世術だと理解しているからです。

ハイリスク・ハイリターンを好む

ほかにも、眼窩前頭皮質の機能障害についての興味深い事例があります。

「アイオワ・ギャンブリング課題」という、よく用いられる有名な心理実験があります。この実験は、参加者にあるゲーム（ギャンブル）をやってもらいます。

参加者の前にはコンピュータ画面が置かれ、そこには4つの仮想的なカードデッキが示されます。

カードには数字が書いてあり、参加者はまず好きなデッキを選びます。

次に、数字が伏せられた状態にされたデッキのなかから、毎回1枚カードを選びます。

そしてその裏に書かれた数字ぶんのゲーム通貨を得るか、失うことになります。

この課題の目的は、カードを引くことを繰り返しながら、できるだけ多くのお金を得ることです。

実は、デッキのうち2つは、1回に得られる金額は大きいけれども、それより大きな額の損失のカードも含まれています。引き続けると長期的には収支がマイナスになる（損をしてしまう）「悪いデッキ」です。

残りのふたつは「良いデッキ」になっています。1回に得られる利得の金額は小さいけれども、損失の確率も低い。こちらを選び続ければ長期的には収支がプラスになる（得をする）ものが用意されています。

もちろん、参加者にはデッキに関する情報は事前には知らされていません。

この実験からわかったのは、一般人は大きな損失を経験するとネガティブな感情が生じ、次から「悪いデッキ」（大きな損失が含まれるデッキ）を選択しようとするとストレスを感じ始める、ということです。それによって多くの一般人は、約40回から50回やったあとには、「良いデッキ」を選び続けるようになります。

しかし、眼窩前頭皮質の機能障害を持った被験者は、「悪いデッキ」を選び続けます。大きな損失に対するストレスが生じないからです。「大きなリターン」は目に入っても、「大きな損失」は目に入らないのでしょう。

したがって、長期的に見れば堅実にプラスになる「良いデッキ」を選ばない。ハイリスク・ハイリターンな選択をし、結果的に大きな損失を招いてしまいます。

これと合わせて「サイコパスは注意力に欠陥がある、学習障害、情報処理障害である」という仮説を主張しているウィスコンシン大学の心理学教授、ジョセフ・ニューマンらが行った実験を見ると、サイコパスの「報酬と罰」に対する感覚がよくわかります。

こちらはサイコパスを対象に「正しい手がかりに反応すれば金銭的な報酬が得られ、誤った手がかりへの反応を抑制できなければ罰（金銭的損失）につながる」という課題での実験です。

ニューマンらの実験によると、サイコパスは報酬をもらえる可能性について強く意識したあとでは、罰につながる反応を抑えることができない（学習できない）ことが実証されています。報酬をもらえるという意識が最小限になるよう修正して同様の課題を行うと、学習できないという障害は見られなくなりました。

第1章の冒頭で紹介した殺人者ランディが、おとり捜査をしている警官に最初に捕まったときに「もうやめよう」ではなくて「見つからない方法を考えよう」という選択をしたのも、得られる快楽のほうにばかり注意が向き、「見つかったら次は大変なことになる」ということを理解できない脳だったからでしょう。

ＶＭＰＦＣの異常――痛々しい画像を見ても反応しない

前頭前皮質については、ＶＭＰＦＣないしはＶＰＦＣと呼ばれる部分（ventromedial prefrontal cortex 前頭前皮質腹内側部）が、一般人とサイコパスでは大きく異なっていることも知られています。また、脳のこのあたりに損傷を受けた人がどのような異常を示すかについても、詳細な研究があります。

たとえば事故や四肢切断のような痛々しくショッキングな画像を見せる実験を行うと、普通の人は恐怖を感じて汗ばむなど、肉体的な変化（この場合はおもに皮膚の導電率の変化）が起こります。しかしＶＭＰＦＣが正常に機能していない人は、肉体的な変化が起こらないのです。脳の反応がないから、汗もかきませんし、皮膚の導電率の変化も起こりません。

こうした研究から、ＶＭＰＦＣが社会的に意味のある出来事に対する情動反応に関与していることがわかります。

一部のサイコパスも、ＶＭＰＦＣの働きが弱いケースが多いと考えられます。

ゆえに、道徳的な文脈で「こういうことはしてはいけない」といくら言っても、サイコパスの心には響かない。事故で四肢を切断された人を見ても何の反応もできないように、将来的に自分が社会から大きな罰を受けることを、痛みをともなって想像することができない。

だから「痛みを回避する」という学習様式を取ることもできないわけです。

海馬と後帯状回の機能障害——情動記憶についての欠陥

扁桃体や前頭前皮質以外にも、サイコパスの脳の特徴は報告されています。

たとえばサイコパスの脳の学習能力に関しては、複数の調査が「海馬」の機能低下とサイコパスである傾向の高さの関連を指摘しています。

海馬とは、情動を司る大脳辺縁系の一部です（扁桃体と近い場所にあります）。海馬は学習や記憶、空間の把握に重要な役割を果たしており、恐怖条件付けにも関わります。何をすべきか、何をすべきでないかを学ぶうえで重要な場所が、海馬だといえます。

サイコパスは情動障害を持ち、恐れを感じない存在であることを今まで見てきましたから、「サイコパスは海馬に機能低下がみられる」という点について、違和感はないのではないかと思います。

海馬の機能が低下すると、状況判断の誤認をもたらし、攻撃的な行動のコントロールを失わせます。

犯罪学者で神経科学者のエイドリアン・レイン（ペンシルベニア大学教授）は、ロサンゼルスの臨時雇い労働者の集団から反社会的な傾向のある91人を選んで面接し、反社会的な人物を2種類に分けました。

ひとつは「犯罪に関わったことはあるが、一度も逮捕されたことがない」グループ。

もうひとつは「逮捕されたことがある」グループです。

レイン教授は、この2つの集団をｆＭＲＩにかけて比較しました。

すると、逮捕されたことのあるグループでは、海馬に異常がみられました。海馬が左右非対称な人（左よりも右の部分のほうが大きい人）が多かったのです。海馬や前頭前野に異常があると、情動をコントロールすることができなくなり、恐怖条件付けの反応が鈍くなることが知られています。この左右非対称が何らかの影響を及ぼし、彼らは自分が逮捕されることを予測できなかったのかもしれません。

なお、こうした海馬の構造的な非対称性は、生まれたあとの環境からの影響では説明できていません――つまり遺伝の可能性と、母親の胎内にいたときに受けた影響が示唆されるわけです。

また、成人のサイコパスには、後帯状回の機能不全も認められます。

後帯状回は「悲しかった」「嬉しかった」といった情動的な経験を蓄積する場所であり、そうした情動記憶を思い出す役割、あるいは出来事を振り返って反省するという自省能力に関係しています。ここがうまく働かないことによって、サイコパス特有の無思慮、無責任さが生じてくると説明ができます。

アラバマ大学の心理学者アンドレア・グレンは、サイコパスが道徳的な意思決定をしているあいだ、後帯状回、内側前頭前皮質、角回（言語や認知の処理に関わる部分）が正常に機能していないことを指摘しています。

脳梁の形状にも一般人との大きな差

左右の大脳をつなぎ、情報を往き来させる場所である「脳梁」についても、サイコパスは一般人と異なる特徴を持つことが明らかになっています。エイドリアン・レインらは、サイコパスであり反社会性パーソナリティ障害をもつ男性15例、および地域志願者からなる（サイコパスではない）対照25例を用いた調査をおこなっています。

その結果、反社会的なサイコパスは対照群となる一般人と比べて、脳梁白質（白質は、ニューロンからニューロンへ情報を伝達する軸索が集まった部位のことです）の推定容積で22・6％の増加、脳梁の長さで6・9％の増加、脳梁の厚さで15・3％の減少などが示されました。つまり、脳梁の形状に大きな差が見られたわけです。

これにより、サイコパスにみられる感情の障害（恐怖や不安の欠如など）や、人間関係における問題行動、ストレスに対する自律神経反応の低さ、空間認識能力の低さと、脳梁の容積増加との関連が明らかにされています。

2 「勝ち組サイコパス」と「負け組サイコパス」

このように、サイコパスの脳は、全般的に一般人とは大きな差があります。

ここで重要なのは、サイコパスにも「種類」があるという点です。

本章で紹介しておきたいのは、ここまでも何度か対比させてきた「捕まりにくいサイコパス」（成功したサイコパス、勝ち組サイコパス）と「捕まりやすいサイコパス」（成功していないサイコパス、負け組サイコパス）の違いです。

第1章で紹介したジェーンのような「捕まりやすいサイコパス」は、危険な存在ではありります。しかし彼女のようなサイコパスは、ためらいなく犯罪をおかしてしまうタイプですから、その分、悪事も発覚しやすい（捕まりやすい）のです。

一方、「捕まりにくいサイコパス」は、監獄ではなく、私たちの身近にいます。彼らは他人をうまく利用して生き延び、容易にはその本性を見せないのです。

「勝ち組」「負け組」の違いは前頭前皮質の灰白質の体積

では脳科学的にみて、勝ち組サイコパスと負け組サイコパスとは、どこが違うのでしょうか。

ドイツのアーヘン工科大学のウェーバー、ハーベル、アムンツ、シュナイダーの４人が『Behavior Science & the Law』という学術誌に２００８年に発表した論文「Structural brain abnormalities in psychopaths—a review」によれば、勝ち組サイコパスと負け組サイコパスでは、背外側前頭前皮質（ＤＬＰＦＣ）の厚さが違うことがわかっています。

ＤＬＰＦＣのＤＬとは、dorsolateral の略で、これは脳におけるその領域の位置を表しています。dorso は「背中側」、lateral は「横、側面」の意味ですから、dorsolateral で「背外側」という意味になります。ＰＦＣは prefrontal cortex、前頭前皮質のことです。

ＤＬＰＦＣは、「恐怖条件付け」「行動の抑制」「道徳的な判断」「中長期的な報酬の選択」「痛みの刺激に対する共感」「自省」などの機能を担っている部分です。計画性や合理性、論理性などを司る領域であり「いまこれをやってしまったら、あれが台無しになる。だからやめておこう」といった判断を行います。

冷静な判断に関わる部分、ちょっとした数字を覚えるといった実用的な決断をするときにも活発になる部分だと考えてもらえればいいでしょう。また、自分自身を客観視すること＝「メタ認知」も担っています。ＤＬＰＦＣの発達具合は、いわゆる「知能」の高さの指標にもなります。

反社会的行動をとる人々、とくに負け組サイコパスには、ＤＬＰＦＣと関連する遂行機能障害（無計画でいきあたりばったりな行動、物事の優先順位をつけられないといった障害）がみられます。

また、不注意が目立つとか、落ち着きがなく衝動性が抑えられないといった特徴をもつＡＤＨＤ（注意欠陥・多動性障害）は、右側のＤＬＰＦＣの機能不全と関連があることが指摘されています。

それに対して勝ち組サイコパスは、前頭前皮質、とりわけＤＬＰＦＣが発達しています。そのため、短絡的な反社会行動を起こしにくいのです。「今、この人を殺したら、ゆくゆく自分にとって損になる」と理解し、「生かさず、殺さず、搾取する」という冷たい計算ができるわけです。

図３　大脳新皮質の表面

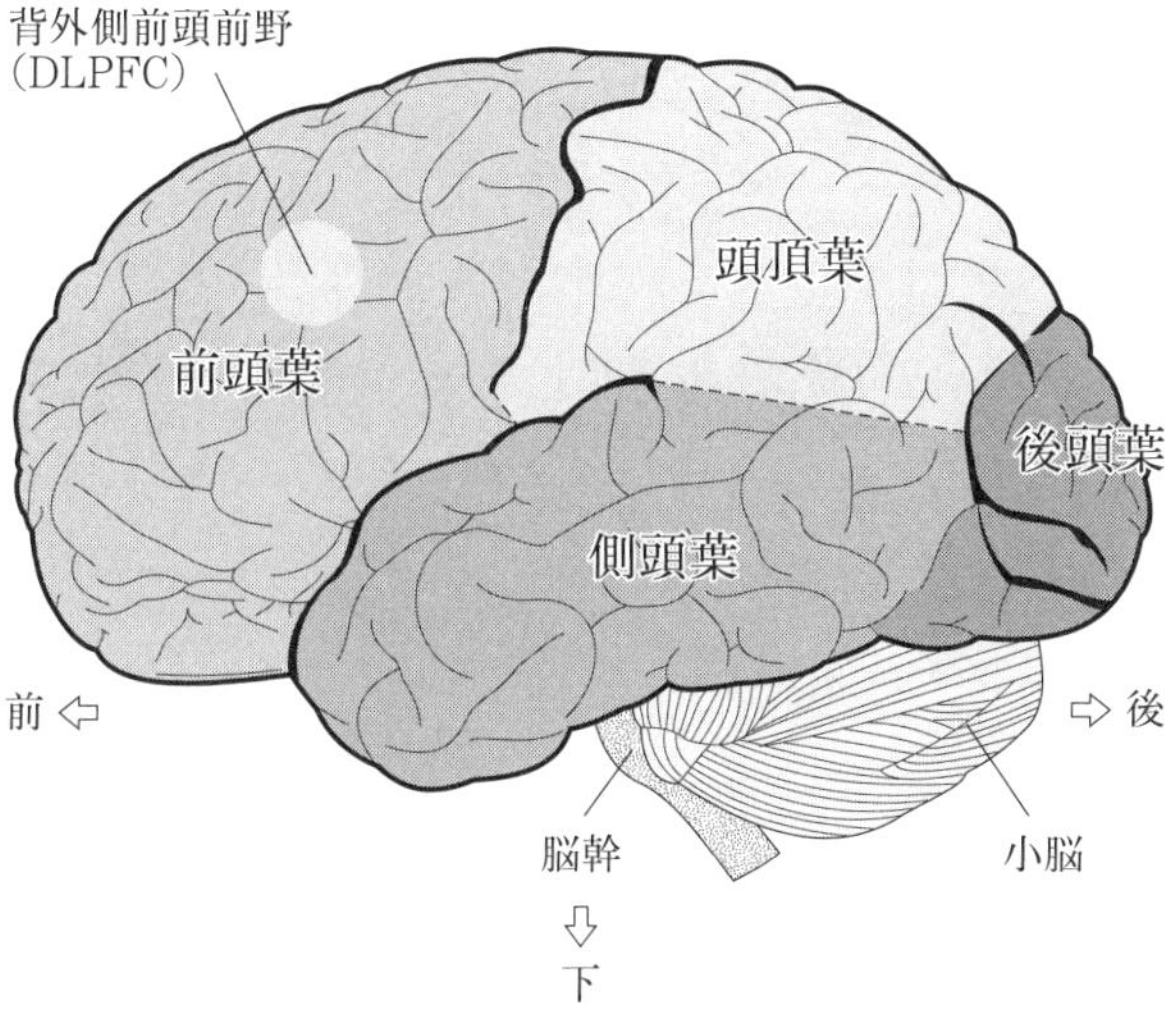

前頭前皮質を破壊された男――フィネアス・ゲージ

勝ち組サイコパスと対照的なのが、前頭前皮質が機能しなくなった人です。

神経科学の教科書には必ず登場するアメリカの鉄道技師フィネアス・ゲージ（1823～1860）の例を紹介しておきましょう。

ゲージは勤勉で責任感が強く、みんなに信頼される、誰からも好かれる人物でした。

ある日、彼は鉄棒が目から脳に突き刺さるという事故に遭ってしまいます。ただ、左目は失明したものの、ゲージは奇跡的に生き延びました。

しかし、事故後の彼は、人格に大きな変容をきたしてしまうのです。

気まぐれで、汚い言葉を吐いては喜び、仲間を尊重しなくなり、気に入らないことを言われるとイライラするように変わってしまったのです。ある日はとてつもなく頑固になったかと思うと、翌日には移り気で優柔不断になり、あれこれ予定を立てては、次々にすっぽかすような人間になってしまいました。

ゲージは職場を解雇され、その後も職業を転々とします。事故に遭った後の彼は衝動的で無責任、しかも性的にだらしのない大酒飲みになってしまったそうです。

やがてゲージは自分の頭を貫いた棒を持って各地をまわり、ニューヨーク市のバーナム米国博物館などで開催された展示会に姿を現すようになります。サーカスで見世物になった時期もありました。目立ちたかっただけなのか、それ以外に食いぶちがなくなってしまったのか……いずれにしても人格が変わってしまったことは彼のせいではないですから、悲しいエピソードと言えるかもしれません。その後、ゲージはてんかん性の発作を起こし、36歳の若さで亡くなっています。

彼は前頭前皮質の機能を失うことによって社会性を失い、反社会的な性格になってしまったのです。

これに対して、第１章で紹介した連続殺人犯ランディ・クラフトは、前頭前皮質の機能低下は見られなかったようです。

綿密な犯行計画を立て、失敗したときや予想と異なる事態が起こった場合の代替案を考え、集中力を保ちながら計画を実行する――こうした周到な犯行は、前頭前皮質の機能を使わなければ、成し遂げることはできません。

勝ち組サイコパスは、衝動的な殺人犯とか連続殺人犯になってしまうサイコパスよりも、前頭前皮質の機能が発達しているか、あるいは扁桃体との結びつきが比較的強いのでしょう。

勝ち組サイコパスを見つける方法

1980年代、カナダの著名な心理学者ロバート・ヘアは、サイコパスを判断するための診断基準PCL（Psychopathy Checklist）を発表します。のちにPCLの改良版であるPCL—Rが普及し、現在ではPCL—Rを用いた研究がさまざまな機関でおこなわれています。

しかし、犯罪者ではない（成功した／勝ち組）サイコパスの研究は、長らく難しいものでした。なぜかというと、もともとサイコパスという概念自体、犯罪行為を理解または説明するために開発された診断上の概念だからです。そのため、研究のほとんどは、刑務所または法医学的な場所で行われています。そうした場所に来るサイコパスは、すでに犯罪をおかしたことが露見してしまった「負け組」のサイコパスですから、「勝ち組」のサイコパスをつかまえて実験することができなかったのです。

世の中の100人に1人の割合でいるならば、片っ端から調べていけばいいじゃないか、と思う人もいるかもしれません。しかしそれでは30人の被験者を確保するためには3000人と面談しなければならず、限られた人員と時間しかないなかで実験を遂行していく上では、とても現実的とはいえないわけです。また、面談の基準も人によってばらつきがあり、それでは科学的な研究としての信頼性が保証できません。

ニューヨーク市立大学ジョン・ジェイカレッジの心理学者キャシー・ウィダムは1974〜75年にかけて、ボストンの対抗文化的な新聞に「冒険心に富み、屈託のない、刺激に満ちた衝動的な生き方をしてきた人」を募集する広告を出して、刑務所や精神病院の外にいるサイコパスを集めようと試みました。これには73名の応募があり、30名前後の被験者が検査と面接に参加したそうです。

彼女によると、サイコパスと認定された者の74％に逮捕歴があり、50％は投獄されたことがありました。また、61％が入院、通院や投薬といった精神医療の経験があり、29％は自殺未遂をしたことがあったそうです。せっかく刑務所や病院の「外」で探そうとしたのに、結局、応募してきた多くのサイコパスが「内に入ったことがある人」「外と内を往き来している人」、つまり負け組サイコパスになってしまったわけです。

ただ彼女は、施設に収容されていないサイコパスは収容されているサイコパスに見られる前頭葉機能の欠落を示さないことを発見しています。このころからすでに、勝ち組と負け組の違いは示唆されていたということになるでしょう。

これに対してエイドリアン・レインは、臨時職業紹介所に頻繁にやってくる人に狙いを定めました。サイコパスは刺激を求め、あるいは組織のなかでうまくやっていけずに短期的に仕事を転々としているはずだ、という推測からです。

レインによれば、臨時職業紹介所で見つけた被験者が「反社会性パーソナリティ障害」と診断された率は24・1%だったといいます。一般的には男性の反社会性パーソナリティは人口の約3%と言われていますから、8倍以上の割合で含まれていたわけです。レインがPCL―Rを用いてこれらの被験者を診断したところ、男性の13・5%が30点以上のスコア（＝サイコパス傾向が高い）を記録し、25点以上では30・3%に及びました。

つまり臨時職業紹介所で見つけた反社会性パーソナリティ障害の人間の3人に1人はサイコパス傾向の高い人だったのです。その後、裁判記録を調査し、有罪判決を受けたことがあるサイコパスを16人、そうでないサイコパスを13人、計29人からなる対照群をつくってさまざまな調査を行うことに成功しました。

この実験をおこなうにあたって、レインは情報の保全にも配慮しています。臨時職業紹介所で知り合った人間から知りえた情報について機密保持の認証を厚生省長官から取り付け、彼らが警察から召喚されたりデータの公開を強制されたりしないようにしています。

また、実験は大学構内で、情報を外部に漏らすおそれのない信用できる研究員の手でおこなわれました。これらは、被験者たちに身の安全を感じさせるための工夫でもありました。その結果、サイコパスたちは安心して悪行の数々について吐露することができ、また、電極など複数の器具を用いた実験に応じたため、貴重なデータが得られることになったのです。

社会的地位が高い人にはサイコパスが多い

勝ち組サイコパスについて、もう少し深掘りしておきましょう。

2012年、アメリカとカナダの研究チームが約1000人を対象にした実験と調査から、お金持ちで高学歴、社会的地位も高い人ほど、ルールを守らず反倫理的なふるまいをすることを、アメリカ科学アカデミーの紀要に発表しています。「ゲーム」と偽り、サイコロの目に応じて賞金を出す心理学的な実験をした結果、社会的な階層が高い人ほど、自分に有利になるように、実際よりも高い点数を申告する割合が高かったというのです。

また、ドイツのアーヘン工科大学の研究チームは、経営者をはじめ、ソシオエコノミックス・ステータス（社会的・経済的地位）が高い人にはサイコパスが多いだろうと推測しています。

ウソつきの前頭前皮質の灰白質・白質

ウソつきと前頭前皮質の関係についての、興味深いデータもあります。

エイドリアン・レインは、逮捕されたことのある反社会的な人物は、善悪の判断にかかわる前頭前皮質の灰白質が正常の4分の3しかないことを発見しています。灰白質は神経細胞（ニューロン）の細胞体が集まった部位です。

また、レインたちは、「病的なウソつき」「正常人」「反社会性パーソナリティ障害を持つが病的なウソつきではない人たち」の3グループに分けて行った研究から、「病的なウソつき」の前頭前皮質の白質（ニューロンの連絡路）の量は、正常人よりも4分の1、多かったことも報告しているのです。

つまりサイコパスの前頭前皮質は灰白質が少なく、白質が多い。これがサイコパスのふるまいの原因のひとつとして作用している可能性があります。

サイコパスとウソ発見器との闘い

法医学の専門家が殺人犯の心を調査するときに用いる質問票は、サイコパスの前には無力だと言われています。彼らは巧みにウソをつくからです。ではウソを見抜く機械を使えばいいのでは？　と思うかもしれません。

しかし、ウソを見破るための技術やいわゆるウソ発見器（ポリグラフなど）は、古代から現代に至るまで、完璧な正確さをもってウソを判定できるとはいえないものばかりなのです。

たとえば古代ギリシャ人は、筋肉の痙攣や顔の赤面といった手がかりがウソを明らかにすると考え、人相学という学問をつくりました。

古代中国では犯罪者がウソをついているか、ついていないかを見分ける方法として、容疑者に米粉を含ませて吐き出させ、その湿り具合によって「乾いていればクロだ」と判断したそうです。同様に、渇いたまんじゅうを呑み込ませる、といった手法もあったと言います。ウソをつき、不安になったり焦りを感じたりすると唾液が出なくなるから、という理由です。

同じような理屈でアラブのベドウィンには、鉄を熱くしてなめさせ、舌を火傷した方が犯人だとする風習もありました。

精神分析の始祖として名高いフロイトは「ウソつきは指先で語る」などと言い、指の動きから読み取れるのだと主張しました。しかし、しばしば「ウソをついている徴候」とされる、目を逸らす、口ごもる、そわそわする、顔に手を触れるといったことと同様に、「指の動きでウソがわかる」などという手法は、現代の科学では支持されていません。そんなことではウソは見抜けないのです。

呼吸・脈拍・血圧など複数の生理現象を、電気的または物理的なシグナルとして計測する「ポリグラフ」は、およそ1世紀にわたってウソ発見器として用いられてきました。ウソをつくとストレスがかかるため、血圧上昇や呼吸回数の増加、汗をかいたことによる皮膚の導電率の変化が表れる、という理屈からです。

しかしポリグラフも今日では欠陥があることが明白になっています。真実を語っている時でも、重大な状況であれば、尋問されるたびにおびえたり、動揺したりすることがあります。疑いをかけられただけで自律神経系が刺激される「有罪意識過剰者」と呼ばれる人がいるのです。

また逆に、場数を踏んだ犯罪者のなかには、舌を強く噛みながらたわいないウソをついたり、脳に負荷がかかるような別のことを考えたりして生理的な反応を起こし、本質的な犯罪に関わる部分のウソを隠すテクニックを持っている者もいます。

ポリグラフは、正確に言うなら「緊張検知器」であって「ウソ発見器」ではないのです。

アメリカ科学アカデミーは、ポリグラフ検査によってウソをついた人のおよそ75〜80％は正しく見つけ出せるものの、真実を語っている人の約65％を誤ってウソつきと判定してしまう（！）と推定しています。

ただ一方で、サイコパスもポリグラフには勝てないとする研究結果もあります。著名な心理学者でミネソタ大学スターク・R・ハサウェイ抜群教授のクリストファー・J・パトリックがまとめた『サイコパシー・ハンドブック』には、サイコパスと非サイコパスの受刑者を対象に、その人が実際にはおこしていない犯罪について嫌疑をかけ、ポリグラフを用いて比較する研究が紹介されています。その結果、当初の予想に反して、ポリグラフを打ち負かすことに成功したサイコパスは非常に少数だったそうです。

ではもっと最新のテクノロジーを用いてウソを判定することはできないのでしょうか。

インドではＭＲＩがウソ発見器として利用され、有罪判決の有力な材料にされた裁判の例があります。脳には不安や衝動をコントロールしようとする領域があり、質問されて答えるさいにそこが活性化すると、その発言はウソと考えることができる、という理屈です。

「90％以上の確度でウソを見抜ける」という触れ込みなのですが、しかし10％近くも見抜けないのであれば、大問題です。インドの例は、神経科学界に衝撃を与えた大事件となりました。

　そもそも狭いMRIの装置に入れられた時点で不安になってしまう人もいます。裁判ではない通常の実験や検査であっても、閉所恐怖症を理由に入ることができない方もいるほどです。ｆＭＲＩはウソ発見器として法廷で使うには、適切ではありません。脳機能画像がそのまま犯罪の事実認定に使えるレベルにまでは、まだ達していないのです。もちろん傍証のひとつとしてであれば有用な部分もあるかもしれません。「被疑者を検査したところ、脳にこういう性質があった」と調査することもできます。ただ、「そういう脳だから犯罪を犯したに違いない」と決めつけることは、ずさんすぎるのです。


　本章ではここまで、脳からサイコパスの特徴をみてきました。

　結論をくりかえしておきましょう。

　脳の前頭前皮質のうち、眼窩前頭皮質と内側前頭前皮質の両方の機能が低下していると、反社会的行動の危険性が高まります。

そしてサイコパスは、扁桃体と眼窩前頭皮質および内側前頭前皮質とのコネクティビティが弱いとされています。

大まかに、扁桃体の異常は「感情の欠如」に関わり、前頭前皮質の異常またはコネクティビティの弱さは学習や自省、情動を抑えるといった「認知」に関わると考えられます。

また、サイコパスを対象にした脳画像の研究から、

①脳梁の拡大
②海馬後部の体積減少
③海馬前部の非対称性（左側より右側のほうが著しく大きい）
④前頭前皮質の灰白質の容積減少

が示唆されています。

このうち、③と④は、「成功していない」（負け組）サイコパスに見られるもので、「成功した」（勝ち組）サイコパスには認められていません。

次の章では、サイコパスの研究の歴史を辿りながら、「サイコパスは遺伝か、環境か」ということについて迫ってみたいと思います。

第3章　サイコパスはいかにして発見されたか

これまでサイコパスの外見的・内面的な特徴と、脳科学から見たサイコパス特有の脳の構造について検討してきました。

では、どのようなトリガー（引き金）によって人間はサイコパシー傾向の高い脳を持つようになるのでしょうか？　先天的（遺伝的）にそうなるのか、あるいは後天的な要因（生育環境など）によるものなのか……。

この問いは倫理的な問題が内在しているため、安易に研究を始めることはできず、答えを見出すにもかなり慎重になる必要があります。しかし、科学者はさまざまな検証によって、この問いにも答えを出そうとしています。

本章では、サイコパスの歴史をたどりつつ、最新の研究結果を紹介しましょう。

昔からいたサイコパス

サイコパスは最近になって急に現れてきた存在ではありません。

「サイコパス」という名称がなかっただけで、昔からそれにあたる人たちはいたのです。

ハーバード大学の人類学者ジェーン・マーフィーによれば、アラスカ北西部の少数民族ユピック（いわゆるイヌイット）には、サイコパスに該当するような人物を指す言葉

「kunlangeta」が昔からあります。

これは「何をすべきかわかっていながら、それをしない」＝「くりかえしウソをついたり、騙したり、盗んだりする男」を意味します。

500人に1人の割合でいると言われるkunlangetaは、狩りに行かず、他の男たちが村を出ると多くの女たちにセックスを強要します。それを非難されても意に介しません。彼らはたびたび長老の前へ連れて行かれ、罰を与えられます。

しかし、kunlangetaがおこないを改めることはありません。最終的にkunlangetaはどうなるのかというと、集落の誰かが氷の海に突き落として殺してしまうのだそうです。

マーフィーはまた、アフリカ（現在のナイジェリア）に居住する民族集団ヨルバ人にも「arankan」という、やはりサイコパスのような人物をあらわす言葉があることも紹介しています。arankanは、つねに他人のことなど考慮せずに好きにふるまい、協力的ではなく、悪意に満ち、強情な人間のことを指します。

kunlangetaもarankanも、その集団の中では「先天的なもので、治るものではない」と考えられています。生まれつき特異な気質をもっているがゆえに、社会に適応できない存在なのだとみなされていたようです。

集団に迷惑をかけ、罪を犯しても反省をしないような人間が一定数出てくると、秩序が保てなくなります。「誰も見ていないときに突き落として殺す」のか、収監するのかなど、方法は共同体によって異なりますが、負け組サイコパスはそのようにして排除されてきました。

革命家・独裁者としての勝ち組サイコパス

歴史上の人物には、排除されずにのし上がった勝ち組サイコパスだと思われる人物も散見されます。

あくまで個人的な見解であり、脳機能画像やＤＮＡなどの証拠が存在するわけではありませんが、日本ならば、織田信長がその典型といえそうです。旧態依然とした秩序の破壊者であり、神仏に対するおそれを知らず（「信仰心が薄い」点は第1章で紹介したジョナサン・ハイトの研究とは矛盾するものがありますが）、多くの武将たちを虜にした、極めて魅力的な存在でした。

ミシガン州オークランド大学工学部教授のバーバラ・オークレイの著書『悪の遺伝子』では、毛沢東もサイコパスだったのではないかという推察がなされています。幼少期の毛沢東は父親に向かって、「年長者なのだから年少者の自分より力仕事をするべきだ」と主張したといいます。これは儒教社会の中国ではとんでもない非礼にあたります。「長幼の序」という価値観を否定した毛沢東は、生まれながらの権威の破壊者、革命家だったのかもしれません。そして彼は持ち前の弁舌の巧さで人々を魅了し、権力を獲得しました。毛沢東の名言の一端は、『毛沢東語録』にまとめられています。

しかし、毛沢東の私生活は破綻していました。複数の愛人をもち、最初の妻やその息子が捨てられて零落し、精神疾患で苦しんでも、憐憫の情をまったく示さなかったそうです。家族を含めた他人の痛みがわからない人間でなければ大粛清をおこなうことなど不可能だったでしょうし、文化大革命で貴重な歴史的遺産や芸術作品を破壊するなどということもできなかったでしょう。

ロシアのピョートル大帝もサイコパスであったことが疑われます。彼は見目麗しい美男子でしたが、若い頃に造船技術を学ぶために、技師になりすましてオランダに行き（詐欺師のクリストフ・ロカンクールを思わせます）、働きながら知識を獲得し、それをロシアに持ち帰りました。オランダでは歯科技術も習得しましたが、彼は人の虫歯を抜くのがなによりの楽しみでした。自分の部下の虫歯を見つけては抜こうとしたため、部下は逃げ回っていたそうです。患者に注射をしては楽しんだジェーン・トッパン（第1章参照）を思い出させるエピソードです。

また、臨床心理学者スコット・リリエンフェルド（米エモリー大学心理学教授）、法心理学者スティーヴン・ルーベンザー、心理学者トマス・ファシンバウアーらの分析によれば、ジョン・F・ケネディやビル・クリントンをはじめ、何人もの歴代アメリカ大統領が顕著なサイコパス特性を示しています。

意外なところでは、20世紀に活躍した聖女マザー・テレサもそうだったのではないかと、神経学者ジェームス・ファロン（カリフォルニア大学アーバイン校）は指摘しています。というのも、マザー・テレサは、援助した子どもや、彼女の側近たちには冷淡だったという報告が複数なされているからです。たとえばイギリスの作家クリストファー・ヒッチェンスが著書『宣教師の立場（Missionary Position）』でマザー・テレサが救った子どもたちへの不十分な、残酷とも思える扱いを指摘しています。博愛主義者とは、特定少数の人間に対して深い愛着を築けないサイコパスなのかもしれません。

リスクをおそれず大事業をなす度量、政治家として大衆を魅了する才能――サイコパスの特性は、一歩間違えば独裁と粛清を招いてしまうわけですが、時と場合によっては、必要悪なのかもしれません。

ギリシャ時代のサイコパス

医学的にはいつ頃からサイコパスの概念が登場したのでしょうか。

古代ギリシャには、サイコパスという言葉はありませんでした。しかし、それらしき存在についての記述は見られます。

歴史家ディオドロスの記録によると、ペリロスという男が「ファラリスの牡牛」という器具を発案しました。これは、歴史上最も残虐な処刑器具のひとつとも言われています。熱伝導性にすぐれた真鍮製で、雄牛型に鋳造されており、内側は空洞になっていて、脇の扉から中に人を入れることができるのです。そして、真鍮製の牛の下で火を焚けば、中の人間は長時間、高熱にさらされた挙句、死ぬという仕組みになっています。

当然、中に入れられた人間は苦痛のあまり叫び声を上げます。普通の感覚を持っている人ならば、この叫び声が外に聞こえないように設計するなど、刑罰を与える側が中に入れられた人の苦痛をなるべく感じないようにという配慮をするはずです。

ところがファラリスの牡牛はそうはつくられていません。この真鍮製の牛の鼻は特殊な笛のような構造になっていて、外側で聞く者の耳に、断末魔の叫び声があたかも牛が鳴いているような声となって届くのです。他人の苦痛をありありと想像しながら、しかもそれを楽しんでさえいるかのような設計に、発案者ペリロスのサイコパスとしての要素を見て取ることができるでしょう。

さらに付け加えると、このファラリスの牡牛の一番最初の犠牲者となったのは、他ならぬこのペリロスであったそうです。サイコパスであることを見抜かれ、相応の報いを受けてしまったということなのか。それとも、ファラリスの牡牛を献上した相手もまた、ペリロスを上回るサイコパスだったということなのか。ともあれ、陰惨なエピソードであることには違いありません。

「譫妄なき狂気」

19世紀になると、イギリスの精神科医ジェイムズ・コウルズ・プリチャードや同じくイギリスの精神科医ヘンリー・モーズレイたちが、精神病について体系的にまとめる作業を開始しました。プリチャードは、反社会的で他人に対する共感に欠ける人格を「背徳症」と定義しています。

その後、1891年にドイツの精神科医ユリウス・L・A・コッホが、良心の欠落した反社会的人格を「psychopathische Minderwertigkeiten」（サイコパス的障害）と名づけました。コッホの定義は今日の反社会性人格障害とほぼ同じであり、このとき歴史上初めてサイコパスが「発見」されたと言えます。

それから世界各国の精神医学者によってサイコパスの研究が進みました。公務員試験の適性検査に用いられている「内田クレペリン検査」で今でも名前の知られているエミール・クレペリンもそのひとりです。

クレペリンは1856年生まれのドイツの医学者、精神科医です。ハイデルベルク大学の精神医学の教授となった彼は、患者の病歴と退院時の状況を書き込んだカードを用意し、その結果から精神障害を分類していきました。また、それに基づき教科書を執筆していきます。1899年の6版は、今日の精神医学において世界標準とされている『精神障害の診断と統計マニュアル』（DSM）まで続く影響を与えることになります。

クレペリンは「空想虚言癖」という分類をつくっています。空想虚言癖とは自分の空想を現実より優先する人、あるいは、自分の空想を現実にするために事件を起こしてしまう人のことですが、これはサイコパスの類型と一部が重なります。

ロバート・ヘアによれば、はじめてサイコパスについて書いた臨床家のひとりは、18世紀末から19世紀初頭にかけて活躍したフランスの精神科医フィリップ・ピネルだったといいます。

ピネルはパリで精神病患者の足枷を外し、彼らを人道的に扱うという、当時としてはまったく画期的な接し方を始めた人間としても知られています。

ピネルは、ある男が落ち着き払って涼しい顔で犬を蹴り殺すのを目の当たりにしました。その男は後ろめたさを感じている様子はまるでなく、そのほかの面では正気に見えたそうです。

彼はこのような良心の呵責や自制心がまったく欠如した行動パターンを説明するために、1801年に「譫妄なき狂気」という言葉を使っています。譫妄（delirium）とは、意識混濁に加えて、幻覚や錯覚が見られるような状態を言います。つまり、意識は明晰で理性的な思考ができるにもかかわらず、異常な感情を持つ人間がいるという点に、彼は注目したのです。

19世紀前半のアメリカの医師ベンジャミン・ラッシュもピネルと同様の話を報告しています。生まれながらに倫理的な観念が異常なほど欠けている人間が存在する、と。

「正気の仮面」

そしてアメリカの精神科医ハーヴェイ・クレックレー（ジョージア医科大学精神科教授）によって１９４１年に初版が刊行された『正気の仮面』（The Mask of Sanity）が、サイコパスの細かい見解を初めて一般の人びとに提示した本として知られています。

『正気の仮面』とは、表向きは精神の病らしき症状が見えないにもかかわらず、彼らが感情を言葉でうまく表現できないという障害をその奥に抱えているという、クレックレーの考えのあらわれです。

彼は前書きで「この本の内容は、よく知られた問題だが、社会からは放置されている」と記しています。

クレックレーは１９３０年代の終わり頃、精神医療施設に勤務していました。当時は犯罪者でも一般患者でも、精神疾患らしき症状がある人はすべて精神医療施設に送り込まれています。

患者を観察する機会を得たクレックレーは、特異な患者たちの存在に気づきます。妄想や思考の混乱、過度の心配性や神経質といった症状が見られず、たいていの状況下では正常な人間に見えます。しかし観察を続けると、彼らは正常な理性を持つように見えるのに、他人の気持ちを理解したり、思いやったりすることが一切ない。他人を傷つけても後悔も反省もしないし、過去の経験から他人の気持ちを学ぶこともできない。さらには、人生の目標や計画を持っていないように見える。些細なことにもウソをつく。ボロが出るまでは誠実な人間に映る……そうした特徴があることを発見しました。

しかも、彼らは他の入院患者や家族、ひいては病院の職員にいたるまで魅了し、操り、利用していました。まさに現代でいうサイコパスです。

クレッククレーはサイコパスのネガティブな面だけを強調したのではなく、抜け目なく、回転の速い頭脳をもち、人を惹きつける話しぶりをするという、天才的な側面も公平に描写しています。

また、彼はサイコパスが一般人とは異なる言葉づかいをすることに注目していました。文の構造、語彙の選び方、しゃべる速度、リズムが違う、というのです――この点に注目した後世の研究者たちが、r-a-p-e（強姦）といった単語を用いてサイコパスに情動反応が起きるかの実験を行うことになります（実験結果については第1章参照）。

クレッククレーはサイコパスの診断基準として、表面的な魅力、不安の欠如、罪悪感の欠如、信頼できないこと、不誠実、自己中心的、親しい関係を継続して作れないこと、罪から学ばないこと、情動の乏しさ、自分の行動が他人に及ぼす影響を鑑みることができないこと、将来の計画を立てられないことなど16項目を挙げています。ただし、クレックレーはそのチェックリストを正式な診断に用いることはなく、統計による検証も行っていません。あくまで経験則をまとめたものでした。

クレックレーは『正気の仮面』で、サイコパスは治療しても効果が得られない、効果的な治療に必要な、人間同士の感情的な結びつきをつくることができない、と論じています。同書での指摘どおり、１９９０年以前には、成人のサイコパスに対する治療の有効性に関するエビデンスはない、と結論づけられていました。

『正気の仮面』ののち、１９５７年に行動遺伝学者デヴィッド・リッケン（米ミネソタ大学精神科教授）が「嫌悪条件付け」の実験から、サイコパスは一般人と比較して恐怖の感情が著しく低いことを発見、報告しています。

その後１９７０年に、イギリスの心理学者ジェフリー・グレイ（オックスフォード大学終身教授）が、サイコパスに特有の不安感の欠如について仮説を提唱します。

グレイは、サイコパスが罰への恐れなく報酬を求めること、彼らの持続的な反社会的行動は、罰に対する感受性の欠如を反映していることを示唆しました。また、サイコパスは行動を抑制する脳内のシステムが弱いので、他の人より不安を感じにくいのだ、というのがグレイの考えです。このグレイの理論は、いくつもの実験で確認されています。

20世紀後半になると、豊富な臨床での記述から、サイコパスについて説明する枠組みが揃ってきます。対人関係では「支配的かつ強制的」「傲慢で詐欺的」、感情面では「適切な情動が欠如」「どの情動反応も乏しく一時的」、行動面では「衝動的」「計画性に問題がある」……といったものです。

精神医学の世界を超えてサイコパスという概念を一般に知らしめたのは、犯罪学者ロバート・ヘアの一連の仕事でしょう。彼は1970年に『Psychopathy : Theory and Research』を刊行。その後もこの分野の第一人者として異常心理をもつ殺人犯などを分析し、PCL（Psychopathy Checklist）およびその改訂版であるPCL—Rを作り、サイコパスの診断基準を示しました。

そしてヘアの仕事の後に、脳科学・神経科学の発達があり、本書の第2章で述べたようなさまざまな脳の特徴が判明してきました。現在では脳科学による客観的なエビデンスに基づいて、「サイコパスとはこういう存在である」という言い方がある程度できるようになってきました。

精神分析の失墜と脳科学の台頭

サイコパス研究に限りませんが、当初はまず心理学的なアプローチで捉えられていたものが、精神医学的に語られるようになりました。そしてこの10年ほどの劇的な脳科学の進歩によって、さまざまなことがわかるようになってきています。脳科学が明らかにしたことはいくつもあります。たとえばフロイトの業績は、注意深く読めば科学的証明に乏しい、反証可能性があるとは言いにくい理論であることがわかります。そのため、今ではトンデモ科学呼ばわりする人たちもいるほどです。

精神分析は、病の原因解明のような分野の研究に関しては、玉石混交です。古典的な精神医学、精神分析系の研究領域では、研究の創始者や学会の重鎮の発言をそのまま受け容れる、という態度が正しいとされるところもあるのです。

ただし、患者さんとの信頼関係を形成したり、満足感を持っていただけたりという観点から、もともとは精神分析で用いられていた手法である「傾聴」などは、経験的に有効であるとして他分野の人も応用しています。

また、患者自身の治る力を引き出すようなテクニカルな部分や、臨床における患者のケアといった部分については、古典的な精神医学の方が脳科学よりも一日の長があるといえます。ただし脳科学とは異なり、必ずしも自然科学的な「仮説を立て、ファクトを積み上げ、検証する」という研究の仕方ではないことは留意すべきです。

21世紀に入ってからの脳科学は、それまで心理学者たちが「こういう現象がある」と議論してきたことに対し、画像診断などを通じて「実はこの部分はこうだった」「この物質の代謝が異常だった」「受容体がこうだった」「コネクティビティがこうだった」と明らかにしてきたのです。サイコパスに限らず、ほかの精神疾患についてもです。

それまではいっしょくたに扱われ、誤解や混同にさらされてきたさまざまな精神疾患の違いが、具体的に、科学的に記述できるようになってきたのです。

さらには、文学や思想の領域のことだとされてきた分野にまで一部の脳科学は進出しています。一度は否定された19世紀的な理論の見直しも起こっています。

神経倫理学・神経犯罪学の登場とロンブローゾ再考

かつてはサイコパスの良心や道徳について投稿された心理学の論文について「哲学の話

であって、われわれの業界の話ではない」と審査・掲載を拒否されたこともあったと言います。しかし、今や昔の話です。

ニューロエシックス（神経倫理学）という学問領域が2000年代中頃から欧米で盛り上がり、2000年代の終わりから日本でも話題になりはじめました。

神経倫理学は心の領域も器質的に（脳の物理的、形態的な面から）、あるいは物質的に記述しようとするものです。神経倫理学に限らず、心が脳の動きで記述できるのかどうかという問題は「心脳問題」と言われ、哲学者までも巻き込み議論がなされている領域です。

しかし「記述できる」とまず仮定するのでなければ、脳科学の研究はできません。理論的には記述可能であるとみなすのが研究する上での大前提だと私も思っています。もっとも一部の哲学者などからは、「心の動きが、すべて物質の働きによるものであるはずがない」という拒否や抵抗もあります。

神経倫理学以上に、たくさんの人から反発を受けそうな領域も現れています。神経犯罪学です。

この学問の提唱者であるエイドリアン・レインは、あの悪名高い「犯罪人類学」の祖、チェーザレ・ロンブローゾを再評価しています。

1835年にイタリアで生まれたロンブローゾは精神分析医でしたが、骨相学や遺伝学を駆使し、犯罪者の分析を長年おこないました。

骨相学では「悪い行為は悪い性格に起因する。その悪い性格は欠陥のある脳組織に由来する。なぜ脳がおかしくなるかといえば、頭蓋骨のかたちがおかしいからだ」と考えます。骨相学の父フランツ・ヨーゼフ・ガルは、肥大していたり、萎縮していたりすると犯罪を引きおこすという脳の「器官」をいくつか「発見」しています（これらの業績は、のちにほぼ否定されているのですが）。19世紀のはじめからなかばにかけ、アメリカとヨーロッパでは骨相学が刑法に影響を及ぼし、骨相学者たちは頻繁に証言台に立っていました。

司法の場における骨相学の影響が弱まりはじめたころ、凶悪犯罪は自由意思ではなく「引きおこされるのだ」という考えを提唱したのがロンブローゾです。

彼は連続強姦殺人犯を検死解剖し、頭蓋骨の内側、小脳があったと思われる箇所に異様な陥没があることを見つけます。そのくぼみは「下等な類人猿やネズミをはじめとする齧歯類、鳥類」に見られるものに似ている、とロンブローゾは記しています。

それ以外にも彼は、無数の犯罪者を「生物学的」な角度から調査しました。

ロンブローゾは「犯罪者には特有の顔つきがある」と主張し、身体的特徴として「大きな眼窩」「高い頬骨」「とがった耳」あるいは脳の形の異常など18の項目を、精神的特徴としては「痛みに鈍い」「強い自己顕示欲」などを挙げています。

彼の考えでは、犯罪者たちは原始人の遺伝的特徴が隔世遺伝によってあらわれた、つまり野蛮で知能が低い類人猿に先祖返りをした存在、ということになるのです。

したがってこのような生来の犯罪者は教育による更生は不可能であり、永久に隔離される必要がある、生物学的により進化している他の犯罪者とは分けて扱うべきである、と主張しました。ロンブローゾは強固な「遺伝派」でした。

しかし20世紀を通して、ロンブローゾの考えは徹底的に、ほぼ完全に否定されました。

彼の測定方法には問題点が多く、犯罪者にとがった耳の持ち主が多いということもなければ、頭蓋骨のかたちにも大きな違いはなかったということがわかったのです。また、ナチスが大量殺戮の〝理論的根拠〟とした優生学との親和性の高さ、ムッソリーニの人種差別政策に利用されたところも、批判されてきた大きな要因です。

19世紀に影響力を持ったロンブローゾのモデルは、20世紀には「常習的な犯罪行為は心理的・経済的・政治的要因によるものである」とする精神分析や社会学の理論に取って代わられました。ロンブローゾ理論への反発や反省から、犯罪心理学においては、犯罪における生物学的要因の探究自体がタブー視される傾向すらありました。

たとえば１９６７年夏に起こったデトロイトでの暴動を受け、神経外科医ヴァーノン・H・マークとウィリアム・H・スウィートが精神科医のフランク・R・アーヴィンとともにアメリカの精神医学会誌に「暴動および都市部での暴力に見る脳疾患の役割」とする論文を発表し、マークとアーヴィンはさらに「暴力は脳の機能不全と関連している」と主張する著作『暴力と脳』（Violence and the Brain）を刊行しました。しかし、これは大きな反発を招いています。

さらに彼らは暴力的な傾向を正すために、大脳辺縁系の小さな部分に電極を差し込む治療法を提唱しましたが、これは「アイデンティティの破壊である」「非人道的な治療」とバッシングされ、国立精神衛生研究所の所長も１９７３年の連邦議会・公聴会でそうした手法に対して否定的な証言をするに至りました。

ただし、第１章でも顔や心拍数と反社会性についての研究成果を紹介したように、ロンブローゾのような分析方法がまったく無意味になったとは、今日でも言いきれないのです。ロンブローゾは「犯罪者は痛みに鈍い」「肉体的な痛みも精神的な痛みも感じにくい傾向がある」と指摘していました。サイコパスの特徴をすでに理解している私たちからすれば、むしろ鋭い指摘であったとすら言えます。

とくに「犯罪者には生物学的な因子がある」「遺伝の影響がある」という説に関しては、かつては非人道的な発想だとして一顧だにされませんでしたが、近年になって再考する価値があるとする科学者が出始めています。

反社会性は遺伝するのか

犯罪者のなかには、生育家庭環境にはとくに問題がなく、お金にも困っていないなど、「環境要因によって反社会的になった」とは考えにくい人がたくさんいます。

また、サイコパスと診断される人間は幼少期から特異な性質を示します。小さい頃からウソつきで反抗的、ものを盗み、ケンカをくりかえし、動物を殺傷するが、罰を与えても反省しない、といった例が多く見られます。

こうした例をもって「サイコパスは遺伝」と断言することはできません。しかしながら、「サイコパスに遺伝の影響はない」と言い切ることも、またできないのです。

20世紀後半にアメリカで話題になったジェフリー・ランドリガンという、興味深い犯罪者がいます。1962年生まれですから、比較的最近の人物です。

彼は幼少期に養子に出され、それなりに裕福な生活をしていたものの、幼少期からよく癇癪を起こすなど感情の制御ができない子供でした。10歳で早くも酒に溺れ、11歳で強盗に入って金庫破りをし、逮捕されています。その後は学校にもロクに通わず、薬物中毒になり、殺人も犯しています。彼は懲役刑を言い渡されるも刑務所から脱走し、また殺人をして再逮捕されました。

ランドリガンは、アリゾナで死刑囚として過ごしているときに、奇妙な話を聞きます。「お前とよく似た詐欺師に会ったよ」と語る囚人に出会うのです。

「お前とよく似たやつ」とはいったい何者だったのでしょうか。

その男はアーカンソーの刑務所に囚人として収監されていたそうなのですが――この「お前とよく似たやつ」こそ彼の父親だったのです。外見も、言動も、本当によく似ていたのでしょう。

ランドリガン自体は一度も実の父親に会ったことがなく、いっしょに暮らしていたわけでもありません。にもかかわらず、父子ともにそれぞれに犯罪をおかして、収監されていたのです。父もまた、麻薬と犯罪の常習者で、脱走歴もあったといいます。

さらにおそろしいことには、ランドリガンの祖父もまた犯罪者であり、強盗に入ったあとで、彼の息子（ランドリガンの父）の目の前で射殺されていました。

エイドリアン・レインは、双子を対象とした研究の結果、子どもの反社会的行動の40％から50％は、遺伝によって説明できると主張しています。

さらには、両親、教師、子どもという3人の情報提供者の評価を平均して子どもが実際どのように行動しているかを抽出したところ、環境要因はわずか4％にすぎず、残り96％は遺伝によるものになった、とも記しています。

レインの同僚であるサーノフ・メドニックは、デンマークにおける養子の犯罪を調査しています。これによると、犯罪者を実の両親に持つ養子が成人後に犯罪者になる割合は、非犯罪者を実の両親に持つ養子よりも高いことが明らかになっています。

しかも、実の両親の犯罪件数と、有罪判決を受けた子供の割合は、ほぼ比例したのです。こうした結果からは、犯罪傾向の強い人格の形成は、生育環境よりも遺伝の影響のほうが強いと考えざるをえません。

また、イギリスのユニバーシティ・カレッジ・ロンドン発達精神病理学教室教授のエッシ・ヴィディングが双生児の幼少期の成長に関する研究から、顕著にサイコパス的な双子の反社会的行動は、遺伝の強い影響を受けており、要因の81％が遺伝性である、としました。環境要因はわずか19％にすぎない、というのです。

これは、反社会的な特徴が軽度な双子については遺伝の影響が30％、環境要因が70％であったこととは対照的です。

神経伝達物質の分解が遅い

サイコパスを誘発する遺伝子ではないのですが、犯罪と密接な関係があるとされる「MAOA」と呼ばれる遺伝子について紹介しておきましょう。これは小説『プラチナデータ』（東野圭吾）の中で小道具として使われているので、すでにご存じの方もおられるかと思います。

MAOAとは、MAO（monoamine oxidases）が「モノアミン酸化酵素」を指し、そのAタイプという意味です。モノアミンとはドーパミン、ノルアドレナリン、アドレナリン、セロトニン、ヒスタミンなど、脳内に存在する神経伝達物質の総称です。

MAOAは、主にノルアドレナリンとセロトニンを分解し、全体量のバランスを調整するという機能をつかさどる遺伝子です。

神経伝達物質のうち、ノルアドレナリン、ドーパミン、セロトニンは衝動のコントロールや注意などの認知機能に関連しており、ひいては精神疾患とも密接な関連があることが示唆されています。

たとえば、うつ病患者の脳ではセロトニン神経伝達の機能低下が起きているという「セロトニン仮説」（モノアミン仮説）と呼ばれるものがあります。動物実験では、脊椎動物の脳幹にある神経核のひとつ「縫線核」のセロトニン・ニューロンを破壊すると、攻撃性が上がることがわかっています。

ただ、人間で同様の実験をすることは倫理面からみて難しく、セロトニン仮説は「おそらくそうであろう」という、間接的なエビデンスのレベルにとどまっています。

この酵素の分解の度合いには遺伝的な個人差があり、これが脳のひとつの個性を生み出すのです。

私たちのおよそ70％はＭＡＯＡの活性が高いタイプの遺伝子を持っていますが、残り約30％は、ＭＡＯＡの活性が低いタイプの遺伝子を持っています。

ＭＡＯＡの活性が低い人は、セロトニンやドーパミンなどの神経伝達物質がなかなか分解されずに残ってしまいやすくなります。

するとセロトニンやドーパミンの効果も持続するため、つねに浮ついた感じになったり、攻撃性が高くなったりします。この分解の度合いが低いタイプの女性の脳は、生まれつき幸福感を感じやすく、幸福感が高いという調査結果があります。なかでもとくに弱いタイプの人は、幸福感が高いと同時に、売春のような反社会的行動をとりやすくなるとも考えられます。

幸福感が高いほうが反社会的行動を起こしやすいというのは、一見矛盾しているように感じるかもしれません。しかし、モノアミン酸化酵素の分解の度合いが低いということは、機能するセロトニンの量が多いということです。セロトニンが多いと安心感、安定感を感じられる——言いかえれば、その反対である不安感が少ないのです。不安感は、先を見通す力、将来を考える力があるからこそ、芽生えます。逆に言えば、セロトニンが多いと、先のことを考えずに浮ついた気持ちで刹那的な快楽を求めてしまう。そのために反社会的行動をとりやすくなるのです。

また男性の場合は、モノアミン酸化酵素の分解の度合いが弱いと攻撃的なタイプになり、反社会的行動を起こす確率が上がると言われています。

ロンドン・キングスカレッジの心理学者でイスラエル生まれのアヴシャロム・カスピとテリー・モフィットは2002年、虐待された子どもが成人後に反社会的な行動を示すかどうかを、ＭＡＯＡのタイプの違いによって比較した研究を発表しています。

彼らの研究によると、たとえ子どものときに虐待を受けても、ＭＡＯＡ遺伝子の活性が高いタイプの人間が反社会的行動に走る確率は低かったそうです。

しかし、ＭＡＯＡ遺伝子の活性が低いタイプでは、ひどい虐待を受けた子どものなんと85％が、反社会的行動を起こしていました。

ただし、ＭＡＯＡ遺伝子の活性が低いタイプでも、その影響が発揮されるのは生育環境が劣悪であった場合だけです。環境に問題がない場合は、ＭＡＯＡ遺伝子の活性が高いタイプとの違いが見られませんでした。つまり、ＭＡＯＡ遺伝子の活性が低いタイプでは、幼少期に虐待などを受けると、反社会性のスイッチが入りやすくなってしまう、ということです。

被虐待体験と低活性型のＭＡＯＡ遺伝子の保持の両方に該当する者は、研究対象の子どもの集団の約12％ほどであるにもかかわらず、その集団が起こした犯罪全体の44％を占めている、とするデータも同時に報告されています。

ＡＤＨＤを併発しているサイコパス

さらにオランダの遺伝学者ハン・ブルナーらは、ＭＡＯＡの活性の低さがＩＱの低さと関連していることを発見しています。ＩＱの低さは、犯罪や暴力につながる因子とされています。ブルナーらはＭＡＯＡの活性化を低下させる遺伝子の突然変異が数世代にわたって生じているオランダの一家系も発見しました。この家系の男性には放火や露出症、強姦未遂といった反社会的行動が目立っていたのです。

ＡＤＨＤ（注意欠陥・多動性障害）の人も、ＭＡＯＡの活性が低いと言われています。ＡＤＨＤの症状のあらわれ方は人によってさまざまですが、不注意が目立つとか、落ち着きがなく衝動性が抑えられないといった特徴があります。

前述したイスラエル生まれの心理学者カスピとモフィットは、ＭＡＯＡの活性が低いタイプの子どもは、他の子どもに比べてＡＤＨＤや反社会的行動を含む精神的な問題を抱えていることが多いとも明らかにしています。

サイコパスの特徴のひとつに、衝動的で計画性がないということがよく挙げられます。これは、いまではおそらくＡＤＨＤを合併しているためだろうと言われています。サイコパスは、ＡＤＨＤと高確率で相関があります。

ある研究では、MAOAの活性が低いタイプの人は、扁桃体と帯状回の結びつきが弱いことが指摘されています。つまりMAOAの活性が低いタイプの人は、不安を感じにくい人であるということが示唆されるわけです。

ただ、MAOAの活性の低さと、サイコパス自体との直接的な関係性は、十分検討されているわけではありません。ロバート・ヘアが開発したサイコパスを判断するためのチェックリストであるPCL—Rのスコアは、MAOAが低活性の人と高活性の人を比べても有意な差は見られず、関連性が認められなかったとする実験結果が2011年に報告されています。

サイコパスと精神疾患の合併症

なお、ADHD以外にもサイコパスとほかの精神疾患の合併症については一部わかっていますので、紹介しておきます。

サイコパスと統合失調症に関しては、合併についてほとんど実証されていません。統合失調症は背外側前頭前皮質の障害に関連しており、サイコパスの発症にはその部分は（勝ち組／負け組を左右する点では関係するものの、基本的には）関係ないという報告が一貫してなされています。

不安および気分障害（PTSDやうつ病など）とサイコパスに関しては、負の相関があります。サイコパスは不安を感じにくいわけですから、これは納得できます。

自閉症については、サイコパス同様、社会的認知（コミュニケーションを成り立たせるうえで必要となる顔や表情、視線の認知、共感など）の障害であり、ともに扁桃体の機能的障害と関連づけられてきました。ただしサイコパスは扁桃体の体積減少がみられるのに対し、自閉症は逆に扁桃体の体積増加がみられます。自閉症は不安が増すことが示されていますから、こちらも真逆であり、合併することがありそうもないとされています。

薬物やアルコールなど物質乱用障害（依存）については、合併しやすいことが明らかになっています。

ドーパミンを大量放出する遺伝子

MAOAに関連して、ドーパミンに関する話をもうひとつしておきましょう。

ドーパミンは「やる気」のもととなる物質です。

俗に「快楽の分子」と呼ばれ、チョコレートを食べることやセックスなど、さまざまな行為によって分泌され、人間に快楽をもたらします。多岐にわたる人間の行動を、快楽という報酬によってコントロールするのです。

ドーパミンは、生体にとって利益となる行動をプラス評価して、脳に記憶、学習させるという機能を担っています。脳内のドーパミンの量が多くなると、何かに夢中になりやすくなります。恋愛がはじまる頃の高揚感や、仕事で大成功を収めたときの気持ちの良さも、ドーパミンによってもたらされます。ドーパミンが出ている限りは、興奮した状態がずっと続くのです。

人間の脳にとって、ドーパミンは基本的に「報酬」として働きます。

しかし一方で、望ましくない作用も持っています。

カナダのマギル大学に所属するジェームズ・オールズとピーター・ミルナーは1954年、こんな実験を示して大いに話題になりました。ネズミの脳の快楽中枢に電極を刺し、ネズミが自分でレバーを押すと電気刺激が入るようにすると、ネズミは気持ち良さのあまり、食事も忘れてひたすらレバーを押し続けたのです。ネズミがレバーを押し続けるのは、ドーパミンを脳内に放出させるためです。こうした実験から、薬物依存症やアルコール依存症もドーパミンが関係していることがわかっています。

ヴァンダービルト大学のジョシュア・バックホルツの2010年の報告では、サイコパスの特性はドーパミンの大量放出と相関している、とされています。

スウェーデンのヨーテボリ大学神経医科学研究所のチームが2003年に論文を発表した暴力犯罪者を対象にした研究では、PCL―Rのスコアと脳脊髄液のホモバニリン酸（HVA）が高い値であることとの関連性がみられています。ホモバニリン酸は、ドーパミンの最終代謝物（簡単にいえば、分解されて尿などに含まれて排泄される状態になったもの）です。

ドーパミンが多ければ多いほど、人間が報酬を求める欲動は、大きくなると考えれば、その形質をつかさどる遺伝子の存在によって、サイコパスが強烈な刺激を求め、中毒のように連続殺人をする……という説明が成り立つかもしれません。

環境によって変わるサイコパス

ここまで、サイコパスや反社会的行動について、遺伝の影響を示唆する実験結果が多く存在することを紹介してきました。

では、反社会的行動は、遺伝がすべてなのでしょうか？

遺伝の影響は大きいながらも、じつは環境による影響も無視できないことが、複数の研究によって明らかにされているのです。

反社会的行動と教育や家庭環境からの影響に関する研究は、いくつもあります。

たとえばアメリカの経済学者ジェームズ・Ｊ・ヘックマンは『幼児教育の経済学』のなかで、「ペリー就学前プロジェクト」と「アベセダリアン・プロジェクト」という２つの研究を分析しています。

ペリー就学前プロジェクトは、１９６２年から１９６７年にミシガン州イプシランティで、低所得でアフリカ系の58世帯の子供を対象に、30週間実施されたものです。

就学前の幼児に対し、午前中に毎日２時間半ずつ教室での授業を受けさせ、さらに週に１度は教師が各家庭を訪問して90分間の指導をしました。

指導内容は子供の年齢と能力に応じて調整され、非認知的スキル（肉体的・精神的健康や、忍耐力、やる気、自信、協調性といった社会的・情動的性質）を育てることに重点を置き、子供の自発性を大切にする活動を中心としていました。

そして、就学前教育の終了後、これを受けた子供と受けなかった対照グループの子供を、40歳まで追跡調査したのです。

アベセダリアン・プロジェクトは、1972年から1977年に生まれた、リスク指数の高い（犯罪をおかす可能性の高い）家庭の恵まれない子供111人を対象に実施されたものです。このプログラムは、子供が8歳になるまで毎日行われています。

子供たちは21歳まで継続して調査され、30歳時点の追跡調査が2012年初めに実施されています。詳しくは述べませんが、アベセダリアン・プロジェクトの介入度合いは、ペリー就学前プロジェクトよりもさらに徹底したものでした。

ペリー就学前プロジェクトでもアベセダリアン・プロジェクトでも、実験グループの子供は、対照グループの子供と比較して良い結果が得られました。ただ、ペリー就学前プロジェクトの被験者になった子供は当初はIQのスコアが高くなりましたが、介入が終了して4年たつと、その効果はすっかり消えています。

しかし、IQ以外の主要な効果は継続し、非認知能力の向上もそのひとつでした。14歳の時点で学力検査をしたところ、就学前教育を受けた子供は受けなかった子供よりも学校へ行っている率が高く、成績も良好でした。

反社会的行動についても40歳時点での逮捕者率を見ると、対照グループでは重罪2・1%、軽犯罪6・7%、未成年の犯罪0・6%だったのに対し、就学前教育を受けた子どもは重罪１・２％、軽犯罪３・９％、未成年の犯罪０・４％と低下していたのです。

つまり、教育によって犯罪率が減ったわけです。

ヘックマンは、両親からネグレクト（育児放棄）されて育った３歳児をそうでない子どもと比較すると、脳のサイズが小さく、大脳皮質が萎縮しているというデータを引きながら、幼少期の環境が脳に影響を与えることを強調しています。

つまり犯罪者の脳に問題が発見されたとして、それが遺伝のせいなのか、後天的にそうなったのかも、すぐに結論を出すことは難しいわけです。「もともと脳がおかしいやつだから」とレッテルを貼って片づけることはできません。社会の問題によって、後天的に脳が壊れたのかもしれないからです。

教育だけでなく、家庭環境の違いでも犯罪率に違いが見られます。

アメリカの著名な小児科医ナディン・バーク・ハリスは、幼少期から思春期にかけて虐待や薬物、アルコールその他の強い負荷がかかる環境で育った子どもの体や脳がさまざまなダメージを負い、ストレスに対する反応が異常になってしまうとする研究を発表しています。ハリスの研究や啓蒙活動はネットでも手軽にご覧になれます。

脳のなかで幼少期のストレスから最も強く影響を受けるのは前頭前皮質、つまり自分をコントロールする役割を果たす部位です。また、身体的ないしは性的な虐待を受けた人間には海馬の機能低下がみられ、ノルアドレナリンの感度が増強され攻撃性が増すとするエビデンスが多数報告されています。

アメリカでは、1980年代に重罪で投獄された青少年の約70%は父親不在で育てられていたことがわかっています。オレゴン州社会的学習センターの研究では、反社会的な男児のうち、両親がそろっている家庭の子どもは30%未満でした。

1994年に全米で家出をした13万人を超える10代の若者のうち、72%はひとり親の家庭の子どもでしたし、同年にミネソタ州セントポールで行われた不登校児の研究では、70%がシングルマザーによって育てられていることがわかっています。

ただし、遺伝の時と同じように、すべての理由を「家庭環境のせい」とすることもまた不可能です。「問題のある親だったがゆえに家庭が崩壊し、その気質が遺伝的に子に受け継がれたから問題行動を起こした」という可能性も否定できません。

遺伝子と環境の相互作用

注意を促しておけば、脳科学や神経科学の研究者は「遺伝的な要素が大きい」と判断しがちであり、社会学者や教育学者は「後天的な要素が大きい」と判断しがちな傾向があります。実験者の内観、先入観に結論が左右される部分があるわけです。

そうした違いは、呼称にもあらわれます。

ロバート・ヘアは著書『診断名サイコパス』の中で、心理学、生物学、遺伝的要因を重んじる人たちは「サイコパス（精神病質者）」という名称を好み、社会の影響力や幼年期の経験に由来していると考える臨床家や研究者（社会学者や犯罪学者）は「ソシオパス（社会病質者）」と呼ぶことが多いと指摘しています。

私は脳科学者ですから、やはり遺伝的要因のほうを重視してしまいます。

ヘアの研究でも、サイコパスの家庭環境はほかの犯罪者の家庭環境と異なるという証拠はない（どのみち犯罪者は問題の多い家庭出身である）が、家庭生活が安定していようと不安定であろうと、サイコパスが最初に姿を現すのはほぼ14歳であり、健全な家庭に育ってもサイコパスの場合は環境が歯止めにならない、としています。

だとすれば、サイコパスになる原因としては、後天的要因よりも遺伝的要因の影響のほうが大きいはずです。

幼児期の親子間での愛着が阻害されたためにほかの人々と感情的に絆を結べなくなる愛

着障害とは異なり、サイコパスが家族から離れるのは「結果」であって「原因」ではないと、ハーバード・メディカル・スクールの心理セラピスト、マーサ・スタウトも結論づけています。

『サイコパス　冷淡な脳』（ジェームズ・ブレア、デレク・ミッチェル、カリナ・ブレア共著）でも、こんなことが指摘されています。環境ストレスがかかった人間は海馬が萎縮し、情動回路の反応性が増大する、つまり感情的に攻撃するようにはなる――がしかし、サイコパスはそもそも情動反応が薄いのに攻撃的なことが問題なのだから、後天的要素は関係がない、と。

一方、後天的要因も無視すべきではないと主張する神経科学者も、少数ながら存在します。

たとえば神経科学者ジェームス・ファロンは著書『サイコパス・インサイド』のなかで、サイコパスの発現について「3脚理論」を提唱しています。3本の脚とは以下の3つです。

①眼窩前頭前皮質と側頭葉前部、扁桃体の異常なほどの機能低下
②いくつかの遺伝子のハイリスクな変異体（MAOAなど）

③幼少期早期の精神的、身体的、あるいは性的虐待

この3つが揃わなければ、反社会的行動をするサイコパスにはならないと指摘しています。さらに、ファロン自身および彼の一族は①と②には該当する（！）ものの、③だけがなかったということを告白しています。

ファロンのように、最近では遺伝か環境かの二者択一ではなく、多くの文献が、遺伝と環境との相互作用が人間や動物の発達に関わっているのだと示しています。

たとえば、先ほど説明したアヴシャロム・カスピらによるMAOA遺伝子についての研究結果のように、もともと遺伝的に持っていた潜在的素質が、虐待を受けることがトリガーになり、「遺伝子」＋「環境」で発現するものもあるわけです。

あたたかい家庭に生まれ、十分な教育を受けていれば平穏に生きられたかもしれない人間が、幼少期の虐待、母性の剥奪、劣悪な養育環境といった負の刺激が入ったがために遺伝子のスイッチが入ってしまい、前頭前皮質が育たず、「負け組サイコパス」＝殺人者になってしまう場合もあるでしょう。

第1章で紹介したサイコパスのうち、連続殺人看護師ジェーン・トッパンも幼少期から

青年期にかけて悲惨な環境で育っています。彼女は前頭前皮質のうち、共感性を担う部分が十分に発達できる環境にはなかった、あるいは扁桃体と前頭前皮質の連携が、発達段階で阻害されてしまった可能性はあります。

教育や環境など非物理的な要因のほか、物理的な損傷が悪影響を及ぼすこともあります。10歳までの時期に脳を負傷すると、その後問題行動を起こしはじめ、衝動的になったり、情緒が不安定になったり、万引きをし始めるようになる傾向があります。さらに、薬物やアルコールの摂取、喫煙も物理的に脳を萎縮させる要因です。とくに幼いころから飲酒をしはじめると、悪影響が強く出ます。

反社会的な傾向が強い人がアルコールを大量に飲めば、さらにその傾向が加速すると予測されます（注：ただし、エイドリアン・レインは、薬物常用者と反社会性パーソナリティ障害のグループの前頭前皮質の灰白質を比較し、後者のほうの体積が14％も少ないことに着目。薬物やアルコールを常用することがサイコパスの脳の構造的欠損をまねく理由ではない、と指摘しています）。

また、母親が妊娠中にアルコールを大量に摂取すると、子どもの右の海馬が左の海馬より大きくなる傾向にあることがわかっています。なお、89～90ページで紹介したように、サイコパスの海馬も左より右が大きいことが報告されています。

出産時の合併症（切迫や難産など）と１歳までのあいだに母性剝奪（なんらかの理由で母子が引き離されることで母との愛着形成ができなかった場合）が組み合わさった場合、反社会的行動を引きおこす確率が高まることもわかっています。これは「愛着理論」の開拓者である精神科医ジョン・ボウルビィの１９４６年の古典的論文「44人の少年泥棒たち」にすでに乳児期の愛着形成と非行との関係が示されており、その後のエイドリアン・レインの研究でも、出産時の合併症も影響を及ぼすことが示されています。

ただサイコパスに関しては、現段階ではこれ以上のことを言うのは難しいというのが実際のところです。

たとえば家族からの影響に限っても、親の犯罪行為、母親の年齢が若すぎること、家族の人数の多さ、虐待、家庭崩壊といった因子を、子どもがのちにサイコパスになることと結び付けるメカニズムを特定することが、困難だからです。これらの因子は互いに関連します。また、所得の低さ、住環境、衝動性、ＩＱの低さ、学校の成績の悪さなど、反社会的行動との相関があるほかの因子とも関連します。

どの因子がどのようにサイコパスの発現に関係するのかを論証することは非常に厄介な

作業だと言えます。

かといって、因子を特定するために実験をおこなうことは倫理的に不可能です。

現時点でいえるのは、

・脳の機能について、遺伝の影響は大きい。

・生育環境が引き金となって反社会性が高まる可能性がある。

——といったところではないでしょうか。

社会制度の整備とリテラシー教育を

ただし、くれぐれも注意していただきたいのですが、「脳の機能について、遺伝の影響は大きい」という話は、反社会的な傾向を発現しやすい遺伝子を持つ人を見つけて排除しろ、ということではありません。

たとえ遺伝的に反社会的な素質を持っていたとしても、環境次第で発現を抑えることが可能であることを、脳科学の研究結果は示唆しています。彼らが適応して生きられるように社会システムを整え、資質を生かせる何らかの道を用意するのがよりよい選択といえるでしょう。

すでにＤＮＡの解析が個人レベルで行われ、個人情報として蓄積されていく時代です。たとえば先述したＭＡＯＡについても、唾液や頬の粘膜を採るだけの簡単なＤＮＡ検査によって、調べることができてしまいます。

その結果次第で「この人は反社会的傾向が高い」とレッテルが貼られてしまい、就職や結婚という場面で差別が起きたり、「犯罪者の子孫」というだけで監視せよという世論が盛り上がったりしてしまうおそれもあります。

であればこそ、社会倫理的にも法的にも、優生学的な考えを退け、対処できるような枠組みが必要です。遺伝子が人の行動や心理に大きな影響を与えるという点はタブー視せず、科学的事実として受け入れた上で、社会的な対応を準備しなければなりません。

日本人類遺伝学会は遺伝子情報については慎重に取り扱うよう警告を発しています。しかし厚生労働省をはじめとする中央省庁では、どのように規制・管理すべきかについてまだ十分な議論が尽くされておらず、不透明な部分が大きいのが現状です。

遺伝情報に関する個人レベルでのリテラシーの向上も必要です。遺伝子診断を請け負う会社のなかには、診断基準に用いたソースとなる論文を提示してくれるものもあります。「あなたはこの遺伝子にこのミューテーション（変異）が入っているから、ＩＱがこれぐらい高くなります。この論文に準拠して判定しました」ということが示され、論文も添付されてきます。自分で読んで判断できるようになっているわけです。

また、「このソース論文はどれぐらい信用できるか」という信用度も5段階評価の星印でついてきたりします。「この論文は星5つ中、星2個だから、鵜呑みにしないほうがいい」という形質もあれば、「高確率で心臓疾患を患います」という形質もあるわけです。

しかし、現実にはこういったサービスを、巷に流布している「右脳左脳占い」「食べ物の好みで性格がわかる」「血液型占い」などといったあやしげなテストを鵜呑みにしがちな人が、あたかも「遺伝子占い」のような気軽さで利用しているケースも少なくない状況であるわけです。

科学的なテストには「信頼性」と「妥当性」という2つの基準を満たす必要があります。これを満たさないものは飲み屋の話題程度にとどめておくのがいいことを知っておいていただきたいと思います。

現状では、遺伝情報が採用試験などに用いられ、データを企業側に渡してしまうと、

「リスクが少しでもある人材は排除しよう」という問題が起こる危険性が高いと言わざるをえません。

いずれにしても「反社会性に相関する遺伝子を持っていたとしても、１００％そうなるわけではない」ことは周知していかねばなりません。


本章の結論をくりかえします。

サイコパスに関していえば、遺伝の影響は無視できないものがあります。

そしてこれからの時代は遺伝情報が当たり前のように取り扱われるようになっていくことが不可避でしょう。

したがってその点に関しては社会制度や法整備、遺伝に関するリテラシー向上をはかっていくべきです。

また、虐待や劣悪な環境を避けることで反社会性の発現のいくらかは抑えられるという研究がありますから、こちらも社会全体として施策を行っていく必要があります。

第4章　サイコパスと進化

本章では視点を変えて、なぜ人類のなかにサイコパスのような個体が、一定の割合でいるのかについて考えてみます。

さまざまな研究結果により、幅はあるものの、100人に1人程度はサイコパスが存在することが明らかになっています。もしサイコパスが生存に有利であるならば、サイコパスは人類の歴史の中で徐々にその数を増やしていったはずです。あるいは、サイコパスが人類社会での生存に適さず、社会から完全に排除されていたならば、子孫を残すことができず、淘汰されてしまっていたはずです。しかし現実は、どちらにもなっておらず、マイノリティではあるけれども一定数が生き残っている、という状況です。

いったいなぜサイコパスは一定の割合で存在するのでしょうか？

その問いを探って行くと、「なぜ人類は『心』を持つようになったのか？」という重大な謎を解き明かす足がかりにも繋がって行くのです。

サイコパスが人類を進化させた

サイコパスは、非サイコパスの人間たちにとっては非常に厄介な存在です。

しかし、人類という種の繁栄のためには必要だった――そういう個体が一定数いたほうが、マクロな視点から見れば、生存に有利なこともあったのかもしれません。

人類はアフリカで誕生後、短期間に急速に分布域を拡げています。リスクを恐れず、未開の地への移住を試みた祖先たちの中には、サイコパスが存在したかもしれません。大航海時代の探検家や、フロンティアを求めてアメリカ西部を開拓していった人たちのなかにも、恐怖や不安を知らないサイコパスがいたでしょう。率先して危険を顧みずに行動したサイコパスがいたからこそ、普通の人たちが鼓舞され、追随できたのかもしれません。

アメリカ陸軍士官学校（ウエスト・ポイント）心理学・軍事社会学教授を務めたデーヴ・グロスマンの指摘によれば、「戦場でためらいなく敵兵を撃てるのは100人に1人か2人」しかいないそうです。敵を殺し、味方が死傷するのを目の当たりにしたことでPTSDになり、兵士としては使い物にならなくなる人も少なくありません。戦場では、自分が殺されるかもしれない状況でも迷いなく落ち着いて敵を攻撃することができ、味方の悲惨な死体を見ても心理的なダメージを負わない人物が勇敢な英雄として讃えられてきました。そういう人間は、おそらくはサイコパスでしょう。

ケヴィン・ダットンは、アメリカの有人宇宙船アポロ11号の乗組員ニール・アームストロングがサイコパスだったのではないか、と推察しています。アームストロングはあわやアポロが月の岩場に激突寸前という状況下でも、ひとりだけきわめて冷静沈着に判断を下し、見事、人類初の月面着陸を成功させたからです。

リスクに直面しても恐怖や不安を感じない人間、共感性が低い人間、平気でウソがつける人間が必要とされる状況は、他にもいくつもあります。

前人未到の地への探検、危険物の処理、スパイ、新しい食糧の確保、原因不明の病気の究明や大掛かりな手術、敵国との外交交渉……サイコパスはほかの人間たちができないような仕事を引き受けることで、人類全体の役に立ってきた面もあるでしょう。

アメリカの著名な認知心理学者スティーブン・ピンカー（ハーバード大学教授）が著書『暴力の人類史』でくわしく辿っていますが、人類は現在よりも過去の方がはるかに暴力的であったと考えられます。戦争も殺人も、時代を遡れば遡るほどに、身近にあったのです。人が傷つくことも死ぬことも、理不尽な目に遭うことも、今よりずっと多かった環境においては、サイコパスの暴力性はそれほど目立たなかったのかもしれません。戦時をはじめ、人を殺したり、騙したりすることが生き延びるために重要な状況は人類の歴史上少なくなかったのです。むしろ争いの渦中にあった時代のほうが長いわけです。

とすると、サイコパスの遺伝子が消失していない理由もよくわかります。

また、犯罪の痕跡を調べる技術や科学捜査が急激に発達したのは、せいぜいここ数十年です。物証や状況証拠よりも証言の比重が大きかった時代ならば、その場しのぎの口八丁手八丁で人を騙すことがうまければ十分逃げおおせることが可能だったでしょう。サイコパスにとっては、生きやすい時代が長く続いてきたのです。

さらに言えば、普通の神経ではとてもつとまらない仕事は、いつの時代にもあります。冷徹さを求められたり、一瞬でも冷静な判断を失ってはならないものであったり、どんなに請われても他人を信じたり隙を見せてはまずいような仕事がそれにあたります。そうした作業は、サイコパスには適性があります。

神殿巫女のように、複数の男性と性的な関係を結び、確信に満ちた御託宣（ウソかもしれないけれども）をのたまうことで、共同体の運営を円滑にするような仕事もありました。現代の基準からするとその形態は不道徳な乱交であっても、それが本人を含めた共同体全員の利益となるのであれば何の問題もないわけです。

サイコパスが必要とされる状況は、昔も今も確実に存在するのです。

「良心」の機能とは？

ハーバード・メディカル・スクールの心理セラピスト、マーサ・スタウトは、「良心」とは、「行動」でも「考え」でも「認識」でもなく、「情動（感情）」のなかに存在している、と指摘しています。ややまわりくどい表現ですが、彼女はおそらく、人間の脳の機能部位を想定して、このように言っているのだと推察されます。つまり、行動・意思決定・理性の働きなどを担う部分である背外側前頭前皮質（DLPFC）には、良心をつかさどる機能はなく、自然に湧いて出るうしろめたさや心の痛み、善悪や美醜の判断などを担う領域である内側前頭前皮質に良心が存在するのだ、という考え方です。

もうすこしやさしい言葉でいうと「何かをしたから良心がある」わけではなく、「これが良いと理性で考えたから良心がある」わけでもなく、「これが良いと認識しているから良心がある」のでもなく、「こんなことしちゃダメだ、人間ならこんなときこうすべきだ、と気持ちがざわつく、情動が生じる」ことが「良心」というわけです。

サイコパスは、不安や恐怖といった情動に障害があり、感情が希薄であることをここまでに説明してきました。「情動のなかに良心がある」、そして「サイコパスには良心がない」とは、彼らの内側前頭前皮質が何らかの理由により機能不全を起こしているという意味になるでしょう。

それにしても、なぜ人類は良心をもち、愛着を形成するという機能を備えるようになったのでしょうか。

なぜ、誰かが傷ついているところを見ると胸が痛み、誰かを騙している人間を見ると許せないと感じるのでしょうか。

人類がみな、愛も思いやりも優しさも感謝の気持ちも持たない存在であるならば、たとえサイコパスのようなふるまいをしたとしても何の問題もありません。

考えれば考えるほど「良心」なるもの、言いかえれば「自分の行動をモニター（監視）して、『これが正しいかどうか』を判定する」という機能は、謎に満ちています。

モラルについて、ほとんどの人は「あって当たり前」だと思っています。そして、その「当たり前」に疑問を呈するような言動をしただけで、その人は危険、将来何をするかわからない、とみなされてしまうこともしばしばです。

にもかかわらず、実際にモラルが存在している意味を深掘りしていくと、その存在理由は謎に満ちているのです。

たとえば「不倫はよくない」とされます。しかしなぜよくないのか、突き詰めると、説明できる人は多くないと思います。イヤな思いをするから？　ではなぜイヤな思いをするのか、なぜ他人がイヤな思いをすることはダメなのか、と問いを掘り進めていくと、どこかで「イヤだからイヤ」という同語反復、堂々めぐりに突入していきます。なぜ生理的に嫌悪感を抱くのか、感覚的にイヤであればなぜしてはいけないのかということの先に行こうとすると、行き詰まりを感じ、思考停止してしまう人が大半ではないかと思います。

サイコパス、すなわち「良心を持たない人たち」は、人口比率からいえばマイノリティです。しかしサイコパスの存在は、人間がなぜ良心を持っているのか、良心は何のためにあるのかを改めて気づかせてくれる、格好の比較対象になります。

この点について、考えてみましょう。

フリーライダーとサンクション

ウソをついてはいけないとか、騙してはいけないとか、何かを独り占めしてはいけないとか、「誰もが信じているルール」は、人間が社会をかたちづくっていくうえで不可欠なものに見えます。

人類はなぜそのようなルールを持つようになったのでしょうか。

生物として見た場合、もともと人類は、個体としてはそれほど強い種ではありません。他種の生物と比べると、逃げ足も速くなく、肉体的にも脆弱です。そこで集団をつくり、社会性を持つという工夫をして、発展してきた種です。

そんな人類が生き残っていくためには、自然環境の変化を克服し、効率的に食糧を確保しなければなりません。

そのさい、親子で愛着を形成し、仲間を大事にするなどして、集団を維持したほうが、生存と繁殖のためには都合がよかったのです。集団をつくらなければ生存確率が極端に下がるような特質を持っていた。それが人間です。

集団で協力しあい、集団を維持・再生産する……そうした営為を何十世代も繰り返すことによって、集団を維持するために必要な形質が徐々に形成されてきたと考えられます。

集団内では、社会の成員みんなが少しずつコスト（犠牲）を払います。そしてコストを払ったおかげで集まったリソースを使って何かをなし、得たリターンをみんなで享受する。結果として、構成員全員が得をする。これが集団の協力行動です。徴収された税金を使って行われる公共のインフラ整備などを想像してもらえばいいでしょうか。

もっと単純な例で言えば、マタギやハンターたちが、イノシシや熊のように危険で巨大な動物を狩るにあたって、複数人で役割分担をし、それぞれが少しずつリスクを負いながらも協力して獲物を手に入れる、といったケースでもいいでしょう。

しかし、中にはルールハックをする個体も少数あらわれます。コストを払わないのに、利益だけを得る人です。仕事をしているフリをしてサボっていたり、法律の抜け穴を使って脱税していたり、といった人たちです。こうして集団にパラサイトするかたちで生き延びる個体を学術的には「フリーライダー」と呼びます。

普通、フリーライダーは、同じ集団の仲間たちからバッシングを受けます。そしてそういう行動を改めてもらうか、あるいは集団から出ていってもらうかの二択が迫られます。

こうしたサンクション（制裁行動）がおこなわれなければ、「フリーライダーの方が得だ」と皆が思うようになり、集団の協力行動は壊れてしまいます。

集団を守り、生存確率を高めるためには「フリーライダーに制裁を加える」という行動を、脳がプロモート（促進）する必要がありました。人類の脳は長い時間をかけ、集団を維持する要素に対しては「快」を、集団の秩序を乱し、破壊する要素に対しては「不快」を覚えるように進化してきたのです。つまり、集団の秩序を乱しかねない存在を徹底的に追い詰め、バッシングする行為は、人間にとって「快」であり、正しい行いだったのです。

何十万年もかけて、こうした機能が人間の脳に形作られてきたのです。

今日でも多くの人間が「裏切り」や集団の秩序を壊そうとする働きに対して、敏感に反応します。これは、人類の歴史上、抜け駆けする存在や裏切り者がいれば、共同体全体が危機に晒されてきたからです。ネットで「炎上」という現象が発生するのも、ルールの逸脱者に対してサンクションを発動しようとするメカニズムが瞬時に起こり、そこで生起した衝動に従って行動することが、大きな快感を人間にもたらすからです。その行為は脳にとって「正義」なのです。

しかし、そんな強固なメカニズムがあっても、サイコパスはその網の目をかいくぐって生き残ってきました。

アメリカのセント・ベネディクト大学及びセント・ジョーンズ大学心理学部教授のリンダ・ミーリーは、論文「ソシオパシーの社会学・統合された進化論的モデル」等の中で、サイコパスが生存競争に残りうる人格的な特徴であること――つまり先天的なウソつきが成功を収め、子孫を残すことができること――を示唆した研究を多数発表しています。

ミーリーの研究には説得力があります。飢餓の際には、自分の利益を最優先して他人の食べ物を奪ったり盗んだりする個体のほうが生き残ったでしょう。言葉巧みに複数の異性をたぶらかす個体は、たとえ本人が処罰されたり復讐によって殺されたりしたとしても、厳格に一夫一婦制を守っている個体よりも子孫を残す確率は上がるでしょう。

サイコパスはフリーライダーか?

人間が群れをつくらず、個別に活動する生物であれば、サイコパスのようなありかたのほうが自然です。他人にわざわざ世話を焼くような良心がある方が、死んでしまって遺伝子を残せない可能性は高かったかもしれません。

しかし哺乳類は、母親が乳によって子どもを育てます。そのため、母親と子どもの間で愛着形成がおこなわれる必要があります。爬虫類ではそのような愛着形成はおこなわれず、母親が自分で生んだ卵を食べてしまうこともあります。人間から見れば残酷に見えますが、爬虫類にとってはそれが当たり前です。

人類が持っている性質は、天から与えられたというような詩的なものではなく、種として生き延びるのに便利だったからこうなっているにすぎません。そのひとつが今ほど言った愛情、愛着です。愛情や友情、助け合いといったものは「美しい」と思われていますが、「美しい」と脳が勝手に判断しているにすぎないとも言えるのです。

人類の愛着形成は母親と子どもだけでなく、父親、親族、血族、あるいは民族にまで拡張されています。これは、そうした関係を重視してきた個体のほうが生き延びやすく、遺伝子を残すことができた（そうしない個体は生き延びてこられなかった）だけなのかもしれません。

子孫を残すためには、良心があったほうが生殖行動を取る際にも有利だったのでしょう。パートナーや子どもを守ってくれる可能性が高い異性のほうが、繁殖には有利だったはずです。また、他人に対して親切な個体のほうが、自分が死んでしまったあとも仲間に子どもの面倒を見てもらいやすかったと考えられます。

そうした中でサイコパスが生き残ってこられたのは、人間という種の社会性がそれだけ強固だったからだ、という逆説的な考えも成立します。多少のフリーライダーに寄生されても揺るがないほどの磐石な社会基盤を、人類は持ちえた。だからこそ、サイコパスも淘汰されずに生き残ってこられた。そして、時には人類社会の大きな発展にサイコパスが寄与した……という考え方もできるでしょう。

脳に「建て増し」された「良心」

人類の心や感情は、なぜ生まれたのでしょうか。

進化心理学は、人間が心や感情を持ったほうが環境に対して「より適応的だったから」と説明しています。集団で生活する生物にとって、「他者がどう行動するか？」を予測できた方が、その集団が生き残る確率が高かった。つまり、「他者にも心がある」と仮定して自分も行動した方が万事うまくいった、というわけです。

第1章（64〜65ページ）でも説明したとおり、「適応」とは、ある生物がもつ形態や生態、行動といった性質が、その生物をとりかこむ環境のもとで生活、生存、繁殖してゆくのに都合よくできていることを指します。

「良心」も「適応」の結果のひとつにすぎません。

『サイコパス　冷淡な脳』（ジェームズ・ブレア、デレク・ミッチェル、カリナ・ブレアの共著）によれば、17歳のときに人間の反社会的な行動のピークがあり、20歳以降になると急速に減少していきます（なおサイコパスは中高年になっても、老年になっても罪を犯すことがわかっています）。

扁桃体を含む報酬系は、青年期のほうが成人よりも活発です。そのせいで、若者は刺激のあることに大人よりも惹きつけられてしまうのだろうと考えられます。

また、ティーンエイジャーは、前頭前皮質と扁桃体との結びつきも弱いのです。第2章（82ページ）で説明したように、この特徴はサイコパスと同じです。前頭葉と扁桃体が適切に結びついて情動を抑えられるようになるには、脳の軸索に沿って電気信号の伝達を加速させる役割を果たす「ミエリン鞘《しょう》」と呼ばれる脂肪の鞘《さや》の形成が完了しなければなりません。しかしティーンエイジャーは、まだミエリン鞘の形成が不完全なのです。

10代後半には性衝動が昂進しますが、前頭前皮質の発達と扁桃体とのコネクティビティがまだ十分ではありません。そのため、ブレーキとなる良心の形成ができず、反社会的な傾向が強くなりやすいのだろうと考えられています。

前頭前皮質は、ブレーキとしての役割だけでなく、判断、感情のコントロール、組織的な考え方や計画、実行機能も司っている部分です。こうした高次の行動を担う部分は、時間をかけて完成していきます。

人間の脳の発達段階において、良心をつかさどる前頭前皮質と扁桃体のコネクティビティが他の部分に比べて遅れて発達するということは、進化の過程において絶対に必要な原始的な部位が完成した後に、いわば「建て増し」のような領域としてできた部位であるとも考えられます。

つまり、倫理や道徳とは、人類が生きていくために後付けで出現したものだということが、脳の発達段階からもわかるのです。

しかも良心の概念は、時代や環境によって変わります。戦時中や飢餓のような状況では、敵を殺さないとか「口減らし」をしないほうが、むしろ反社会的である時代すらあったわけです。一夫多妻が当たり前で、妻が1人であることの方が人間としての格が低いとされる社会だってあるのです。

良心は、社会性と密接に関わっています。人間社会が多様であり、かつまた変化していくものである以上、その社会性の基準はつねに変化します。変化する部分については、後天的に学習する必要があります。

そして、この部分の学習機能こそ、サイコパスが一般人とは大きく異なる部分です。

サイコパスが生きやすい環境

サイコパスが生きやすい社会は、この地球上にいまだ存在します。こうした社会のありようは、私たちの常識や道徳を相対化する視点を与えてくれます。

ブラジルのアマゾン南部の盆地に、ムンドゥルク族という先住民族が暮らしています。キャッサバなどの小規模農耕と漁労採取を営み、数十世帯で集落を構成し、以前は敵対する集落への「首狩り」もおこなっていました。

ムンドゥルク族の社会は非常に競争的だといわれます。

食物の生産や採取は主に女性が担当します。男に求められることは「雄弁」「恐れ知らずの勇敢さ」「戦闘に秀でていること」。ムンドゥルク族の男たちは、日ごろから話を誇張し虚勢を張り、「俺はこれだけ危険な男なんだ」とアピールし合います。また、男性が女性を口説く際、「俺が父親になったら、これだけのことができる」と虚勢を張るそうです。提供できるリソース（資源）をあたかも多く持っているかのようにウソをつき、女性の気を惹くわけです。

しかし実際には、ムンドゥルク族は乳離れした幼児に、母親も父親も、ほとんど世話をしません。大人たちは子育てに最低限のリソースしか割きません。子どもは生きていくために、自活する方法を迅速に身につけます。食糧をはじめ、生きていくための資源は豊富な環境にあるため、それでも自立して生きていけるのです。

そして男性は「手が早い」。彼らの身体的特徴を調べると、血糖値が上がりやすいそうです。血糖値が上がりやすいということは、即座に攻撃に移れるということであり、攻撃的であることが有利な状況があるのだろうと推測されています。

ムンドゥルク族には、他にも驚くべき性格的特徴がたくさんあります。良心の欠如、表面的な愛想の良さ、言葉の巧みさ、節操のなさ、長期的な人間関係の欠如——サイコパスの特徴に挙げられるような人格が生存に有利な社会なのです。

また、ムンドゥルク族によく似た部族として、ブラジル北部からベネズエラ南部にかけての熱帯雨林地域に住む、ヤノマミ族がいます。ヤノマミ族についてはナポレオン・シャグノンというアメリカの人類学者によって研究が進められています。

ヤノマミ族は1日3時間ほど労働すれば食べていけるような豊かな土地に住んでいます。そして、争いが頻繁に起こります。男性の死因のなんと30％が暴力によるものであり、25歳を超える男性の44％に殺人の経験がある部族なのです。殺人のトリガーになるのは、性的な嫉妬が多いそうです。

しかも、ヤノマミ族においては、殺人をすることで集団内での地位が上がります。殺人を犯して地位を得た男と、殺人をしていない男の妻の数を比較すると、前者の平均は1・63人、後者は0・63人。殺人を犯した方が女を獲得しやすい社会なのです。

さらに子どもの数を見てみると、前者は平均4・91人、後者は1・59人と、やはり大きな差がついています。ヤノマミ族の繁殖適応度の高い男たちは、サイコパスの特徴と、やはり酷似しています。

ちなみにヤノマミ族は乱婚で、一夫一婦ではありません。生まれた子どもを育てるか、それとも殺してしまうかは、出産した母親の判断に委ねられます。それについては誰も介入しません。もし殺してしまうのであれば、へその緒がついたままの赤ん坊を蟻塚に放置し、大量のシロアリに食わせてしまいます。

それと対照的なのが、南アフリカのカラハリ砂漠の狩猟採集民、クン族です。クン族はムンドゥルク族やヤノマミ族とは逆に、食糧に乏しく生存に困難な生活条件に置かれているため、協力体制を取らないと生きていけません。共同で狩りに行き、成果は平等に分配されます。ウソは厳しく禁じられ、一夫一婦制、配偶者は慎重に選ばれます。

また、子どもを育てるために両親のみならず一族で面倒をみます。放任主義ではないわけです。ムンドゥルク族と対照的に、乳離れしてもずっと養育、監督、管理されます。子どもの親に対する依存傾向が高く、子どもに多大な投資をしなければならないため、出生率は低めです。クン族では互恵的利他主義に徹しているわけです。

私たち現代日本人はクン族のもつような価値観には馴染みがありますが、それが人類の普遍的な価値観ではないのです。サイコパス的な特性は、生まれてくる環境によっては、むしろ望ましいものとなるのです。

サイコパスがもてる理由

ムンドゥルク族のような特殊な社会でなくても、女性の月経周期によっては、サイコパスの男性が子孫を残しやすい時期があります。

私はメディアの取材などで「どういう男性が女性にもてるのか？」という質問をよくされます。

「もてる」男性のタイプは、2種類に分かれます。

ひとつは、子育て（養育行動）にリソースを割いてくれそうな男性です。たとえば弱者を助けようとする男性の姿を見たときに、女性の気持ちは揺れ動きます。一方、男性も伴侶を持って子どもができると、愛情形成をつかさどるオキシトシンというホルモンの濃度が上がり、攻撃性をつかさどるテストステロンの濃度が下がります。つまりもともとは攻撃的な男性も、家族を持つと丸くなる。これもやはり、養育行動にリソースを割く方が繁殖に有利だからでしょう。

もうひとつのタイプは真逆の、サイコパスの要素を備えた男性です。こうした男性の方が女性経験を多く持ちやすいことが、調査でわかっています。

アメリカのワシントン大学が女子学生128人を対象とした実験では、ダーク・トライアド（Dark Triad）と呼ばれる、サイコパス、マキャベリスト、ナルシストの3要素を備えた男性は外見上の魅力が高く、女性によくもてるとの調査結果が出ています。一般の男性は、女性を褒めることに照れがあったり、緊張してうまく口にすることができなかったりするものです。しかしサイコパスは不安感情が低いため、歯の浮くようなウソでも自然に口から出ます。女性はそれに気付かず、コロッと騙されてしまいます。

「どうしてダメ男を選ぶ女性がいるのか？」という質問もよく受けますが、「その方が繁殖に成功しやすいから」だということが言えるでしょう。女性が「強い男性の遺伝子をもった子どものほうが生き残る可能性は高くなるだろう」と本能的に直感しているのであれば、不自然な選択とは言えません。

ただし、強いだけで共感性の低い男性は女性にも危害を加えるかもしれない、というリスクもあるわけです。にもかかわらず、そうした男性を選んでしまうのは、後にリスクがあるかもしれないけれども、目下の状況においては繁殖に成功しやすい（＝子どもが生存する確率が高い）と女性が判断するからかもしれません。「DVをする男性の方が魅力的に見える」といった現象は、案外このあたりに根ざしているのかもしれません。

女性の生理周期が「ダメ男」を引く

さて、心理学的な調査からもてる男性には「子育てに協力的に見えるタイプ」と「強そうに見えるタイプ」の2タイプがいることがわかったわけですが、脳科学的に見ても、たしかに男性には2タイプいるのです。

脳下垂体から分泌されるアルギニン・バソプレッシンというホルモンがあります。体内の水分調整などをつかさどるホルモンですが、動物の社会形成にも関与していることが明らかになっています。とくにアルギニン・バソプレッシンの受容体の遺伝子のタイプによって、生まれつき愛着を形成しやすい人と、しにくい人の2タイプに分かれます。後者では妻の不満度が高く、未婚率、離婚率が高いことがわかっています。後者は一夫一婦制の社会では不利ですが、乱婚型の社会ならばむしろ有利です。

一方、女性の側にも2タイプいて、それぞれの男女がマッチングしているのでしょうか？　それとも女性の中には2つの意思決定システムがあって、あるときには養育を大事にしてくれそうな男性を選ぶほうに傾き、あるときには強そうな男性を選ぶほうに傾くようにできているのでしょうか？

どちらの仮説も存在しますが、ここでは後者の「時と場合によって女性は選ぶ男を変えてしまう」という説を紹介しておきましょう。

脳のなかでも原始的な部分である大脳辺縁系（扁桃体など）が「快」と直感する相手と、背外側前頭前皮質（ＤＬＰＦＣ：合理性にもとづいた判断をする部分）が「この人が繁殖に適している」と下す理性的な意思決定は、必ずしも一致しません。どちらを選びやすいかは、その女性の生理周期によるのです。

ＤＬＰＦＣの出す理性的な答えを踏みにじりやすい、つまりダメ男の方に引き寄せられてしまう時期が、女性には月のうち2回あります。

排卵期の前後3日ほどと、生理前の1週間です。

この時期に女性の体では、女性ホルモン（エストロゲン）の濃度が下がるのと同時に、セロトニンの濃度も下がります。

すると不安傾向と衝動性が高くなり、冷静な判断がしにくくなってしまう可能性が高くなり得るのです。そのためにダメ男を選んでしまう、と考えられます。

文明化された現代社会では迷わず養育行動を取る男性を選びそうなものですが、ホルモンバランスが変化し、よりプリミティブな意思決定に促されると、サイコパス傾向の高い男性が、より女性に選ばれることもあるわけです。

日本はサイコパスにとって生きにくい社会？

日本社会は、クン族に見られるような価値観を善としてきました。この点から考えると、日本人は環境条件が厳しい中で長らく耐えてきたのだと考えても不自然ではありません。第二次大戦後の数十年で日本は世界有数の経済大国となりましたが、こんな豊かな状態は日本史上、おそらく稀なのでしょう。

日本はいまでも自然災害による被害総額では世界上位に位置しています。日本の国土面積は全世界の0・25％しかありませんが、自然災害の被害総額では全世界の約15％〜20％を占めています。かつての日本では、地震や噴火、台風による水害、気候変動による冷害そしてそれらに起因する飢饉は珍しくありませんでした。

すると、集団での協力体制が強固でなければならず、夫婦はともにいて、子どもに対してもリソースを割くべきという社会通念が生じます。

こういう国ではサイコパスは育ちにくく、生き残りにくいはずです。

ちなみに日本の新聞や雑誌のデータベースで検索してみますと、サイコパスという言葉は、90年代まではほとんど出てきません。オウム真理教による地下鉄サリン事件（95年）が起こった頃に一部の精神科医が用いていましたが、あまり広まらなかったようです。

一方、韓国の新聞報道を調べると、「サイコパス」という単語が頻出します。これは韓国にサイコパスの割合が多いということではなく、犯罪者や仮想敵を叩くためのレッテル貼りとして用いられているようです。

韓国は伝統的には儒教社会で、集団を護持する機能が発達していました。ところが急速な経済成長を遂げ、利己的で競争的な生き方のほうが歓迎される社会へと変化が進みました。猛烈な受験競争もその一端と言えそうです。

遺伝子は社会や科学技術の変化よりもずっと変化の速度が遅いですから、1世代か2世代でガラリと生理的な快／不快の基準が変わることはありません。

すると、頭では他人を出し抜くような生き方に適応しなくてはいけないとわかっていても、情動の部分ではそんな人間は許せないと感じてしまう。その軋轢が、過剰なまでのサイコパス呼ばわりと集団的なバッシングにつながっているのではないでしょうか。
では現代日本においてサイコパスはどんな生き方をしているでしょうか。
次の章では、その例をいくつか見ていきましょう。

第5章　現代に生きるサイコパス

前章まで脳科学的にみたサイコパスの特徴について解説してきました。サイコパスとはどのようなものなのか、大まかにイメージが摑めたのではないでしょうか。

しかし現実の社会においては、サイコパスをどう見抜き、どのように距離感を取ればよいのでしょうか？

プレゼン能力だけ異常に高い人

ビジネスマンにとって最大の興味は、「サイコパスは仕事ができるのか、できないのか？」ではないでしょうか。

アメリカの産業心理学者ポール・バビアクによれば、サイコパシー尺度のスコアはエグゼクティブ層の方が高く、世間一般の方が低いという結果が出ています。言いかえれば、「出世した人間にはサイコパスが多い」ことがわかっています。

ということは、サイコパスは仕事ができるのでは？　と思うかもしれませんが、必ずしもそうではありません。

サイコパスが高いプレゼンテーション能力を持つことは確かです。

相手が喜ぶことを言って巧みに心理を操る、あるいは逆に相手の弱みを見つけて揺さぶる……そうした話術は得意中の得意です。

また、サイコパスは急激な変化に対応し、変化を糧に成功する、ともバビアクは指摘しています。組織の混乱はスリルを求める彼らに刺激を与え、大胆な変革も臆することなく実行します。しかも混乱に乗じて不正行為をしてもバレにくいため、非常時・緊急時には向いている、と。

一方、サイコパスは経営管理やチームでの作業は苦手です。

彼らは誠実さを欠き、批判されてもピンときません。だから平気で仕事を先延ばしにしたり、約束を破ったりしてしまいます。衝動性が高いため、几帳面さを求められる仕事や、協調性や忍耐が求められるチームワークが苦手です。しゃべりは得意で存在感はあるのですが、よくよく精査してみると、意外と業績は低いことも少なくありません。

つまり口ばかりうまくて、地道な仕事はできないタイプが多いというわけです。バビアクによると、当初まわりが期待していたほどには仕事ができないということが、後になってわかる、というのです。

ただ、口先だけで仕事はできないサイコパスは少なくありませんが、起業家としてのセンスは持っている勝ち組サイコパスも存在します。なぜなら彼らは、リスキーなことに踏み出す力があり、アイデアやビジョンを魅力的に語る能力に長けているからです。

たとえばアップルコンピュータ（現在のアップル）の共同創設者の一人、スティーブ・ジョブズは、世界でもっとも洗練された勝ち組サイコパスだったのではないかと考えられます。

彼は卓越したコンピュータの知識があるわけでもなく、デザインその他の実務的なビジネススキルさえも持ち合わせていませんでしたが、天才的なプレゼンとネゴシエーションの才能によって全世界の人びとを虜にした人物でした。人びとは彼の示すビジョンに、実際のマシンの性能以上の何かを見ました。よく言えば、魅了されたのです。ジョブズの周囲には「現実歪曲フィールド」が発生し、彼の話を聞く者は誰でもコロッと乗せられてしまう、と言われていました。

一方で、アップルの元・技術者や妻子に対する容赦のないふるまい、追い詰め方は相当なものだったことが知られています。利用できると感じた人間に対しては「すばらしい」と言ってすり寄り、しかし、利用し終わった人間や対立した相手に対しては舌鋒鋭く攻撃し、その時々で付き合う人間をどんどん変え、古い知り合いを切り捨てていきました。

下級エンジニアとして働いていた若い頃、ジョブズは与えられた仕事をこなせず、友人のスティーブ・ウォズニアック（のちのアップルコンピュータ共同創設者）にこっそりやらせたことがあります。ウォズニアックは難なく仕事をこなし、その対価としてジョブズは5000ドルもの報酬を手にしました。ところがジョブズは「報酬は700ドルだった」とウォズニアックにウソをつき、ウォズニアックに半額の350ドルを渡し、残りはすべて自分の懐に入れてしまったのです。

アップルが成功して組織が大きくなり、ルーチンワークが多くなってくると、細かい事務作業や労務管理、地道な人間関係の信頼を築くことなどが重要になってきます。しかし、そのような組織は肌に合わなかったのか、ジョブズはアップルを追放されます。そしてアップルが危機に陥った時、再びジョブズが必要とされたのです。

シリコンバレーの起業家に求められる気質は、サイコパスの性質と合致しています。バビアクは〝起業家のふりをしたサイコパス〟について3点にまとめていますが、それを見れば一目瞭然です。

第1に、彼らは変化に興奮をおぼえ、つねにスリルを求めているので、さまざまなことが次々起こる状況に惹かれる。

第2に、筋金入りの掟破りであるサイコパスは、自由な社風になじみやすい。杓子定規なルールを重視せず、ラフでフラットな意思決定が許される状況を利用する。

第3に、自分で仕事をこなす技量よりもスタッフに仕事をさせる能力が重視されるリーダー職は、他人を利用することにかけては大得意なサイコパスにもってこい。スピードが速い業界や土地においては、メッキが剝がれる前に状況やポストが次々変わっていくことが幸いする。

サイコパスは状況がどれだけ混乱していても、周囲が新しいビジネスモデルに対応できずに拒否反応を起こしていても、冷静でいることが可能です。皆が自信を喪失している状況の中でも、自信満々にふるまいます。それを評価する人は多いでしょう。

こうしたサイコパスの特性を考えると、面接ばかりを重視した採用試験や大学のAO入試には、問題があると言わざるをえません。過剰に魅力的で、確信をもって堂々とした話しぶりをするサイコパスばかりが通る試験になりかねないからです。

同様に、司法の素人に判断させる裁判員制度も、弁舌に長けたサイコパスの存在を考えると、危険きわまりない司法制度だと言えます。

経歴や肩書きが華麗すぎる人

タレントや政治家の経歴詐称が騒がれることがよくあります。

顔面を整形して、あたかもハーフであるかのようにふるまっていたテレビコメンテーター（自称コンサルタント）の正体が暴露されたことは記憶に新しいところです。

こうした人々がすべてサイコパスであるとは断定できませんが、人を騙したり利用したりする道具として経歴や肩書きが有効であることを知っているサイコパスがいることは、自分自身を守るために知っておいた方がよいかもしれません。

私がかつて所属していたＭＥＮＳＡにも、サイコパスと考えられる人がいくらかいたように思います。ＭＥＮＳＡは「人口上位２％の知能を持つ人間のみが入会できる」ことを謳っています。そのため「ＭＥＮＳＡ会員イコール天才」のようなイメージを持つ方が少なくありません。

しかし、たかだか50人に1人程度の知能で天才であるとは、ちょっと言いすぎではないでしょうか……。試験の内容も、事前に練習すれば入れてしまう程度のものです。

「入っていると頭がいいと思われる」ことを知った、他にウリはないのにハクを付けたいだけのような人がぽつぽつといたこともあって、私は辞めてしまいました。

世の中には、実際には入ることがそれほど難しくはないのに、所属していたというだけで賢く見えたり、実績があるように映る学校や団体が少なくありません。

お金を払えば誰でも入れる学会もあります。有名な企業に「勤務」していたと経歴に書いているけれど、実際は単なるインターンや、アルバイトと変わらない勤務形態で雑用をしていただけ、という著名人のケースもあります。

ママカーストのボス、ブラック企業の経営者

自分が搾取可能な集団をつくって君臨する人は、私たちの身近にも多くいます。

たとえばママ友仲間を集めて序列をつくり、疑心暗鬼を促して自らはカーストの頂点に座するボス的な女性もその一例でしょう。

彼女らは、新入りの女性に対して「良き協力者」を演じ、力になりたいという態度で近づいてきます。

相手の情報を収集した後、別のメンバーを集め、そこにいない人間についての悪口合戦に参加させます。メンバーを変えてそうした行為を繰り返し、「あの人、あなたについてこんなこと言ってたわよ」と囁いたり、公然と糾弾したりすることで皆の恐怖と不安を煽り、コミュニティを自分に都合のいいようにコントロールしてゆくのです。

いわゆる「ブラック企業」の経営者や幹部もそうです。

ブラック企業の入り口は真っ黒ではありません。むしろ当初は入社を希望する人をあたたかく受け入れ、応援するような態度を見せることがよくあります。自分を認めてくれる場所なんだという錯覚を与えて志望者を入社させるのです。

しかし、入社後次第にその態度は変わっていきます。「お前には期待していたのに、なぜできないいんだ。もっとがんばれ」「あいつ、お前のことをこう言ってたぞ。悔しくないのか」などと揺さぶりをかけ、不安感や過剰な競争を煽ります。時には激昂して恐怖を与え、「今のままじゃ転職もできないぞ」などと言って社員の自尊心を損なうようなことをします。そうして退路を断ち、わずかのアメと大量のムチを使い分けながら、長時間労働や厳しいノルマを課し、絶対服従を強いて抵抗できないようにしていくのです。

権威主義的な階層組織を持ち、信者同士の相互監視や競争心を刺激する仕組みを持つ新興宗教団体もあります。あるいは大学の研究室のような閉鎖的な環境でも、同様のケースが見受けられます。

ロバート・ヘアが指摘していますが、サイコパスはとくに看護や福祉、カウンセリングなどの人を助ける職業に就いている愛情の細やかな人の良心をくすぐり、餌食にしていきます。困っている人に手をさしのべることを好む献身的な人間は、サイコパスにとってはつけ込みやすく、利用しやすいのです。

自己犠牲を美徳としている人ほどサイコパスに目をつけられやすいのです。

炎上ブロガー

カナダのマニトバ大学の研究チームは1215名を対象とした調査から、サイコパスはネット上で「荒らし」行為をよくする傾向があることを明らかにしました。

また、ベルギーのアントワープ大学の研究者グループが14歳から18歳の青少年324人を対象に調査した結果、サイコパスはフェイスブック上で他者を攻撃したり、ひどい噂を流したり、なりすましをしたり、恥ずかしい写真を載せたり、仲間はずれにする傾向があることがわかっています。

サイコパスには、他人に批判されても痛みを感じないという強みがあります。

したがって、問題発言やわざと挑発的な言動をしてよく炎上し、しかしまったく懲りずに活動を続け、固定ファンを獲得しているブロガーにも、サイコパスが紛れ込んでいる確率は高いと考えられます。彼らは人々を煽って怒った様子を楽しみ、悪目立ちすることで、快感を得ていると思われます。賛否を問わず大きく話題になってクリック数が増えさえすれば収入に直結しますし、いくら叩かれたところで捕まったり殺されたりするような危険はまずありませんから、刺激に満ちた生活を求めるサイコパスにとっては、うってつけの商売と言えます。

いうまでもなく、こうした人物の発言は、真に受けないことです。彼らの脳は、長期的なビジョンを持つことが困難なので、発言に責任を取ることができず、またそのつもりもなく、信じるだけバカを見ます。しばらく観察するとわかりますが、変節に呆れて旧来からのファンが離れた頃に、何も知らない人間が引き寄せられてまた騙され……の繰り返しです。

驚くべきことに、化けの皮が完全に剝がれているにもかかわらず、信者のようにずっと付いていく人も少なくありません。これもまたサイコパスならではの人心収攬術なのかもしれません。

オタサーの姫、サークルクラッシャー

サイコパスはほとんどが男性で、女性は圧倒的に少ないとされています。しかし、わずかながら私たちの日常生活の中でも、サイコパスではないかと疑われるケースはあります。若者の間で「オタサーの姫」「サークルクラッシャー」と名付けられるタイプの人がいます。「オタサー」とは、漫画研究会やアニメ同好会のようなオタク系サークルを意味します。こうしたサークルには、奥手で女の子と話すのが苦手な男の子が集うものですが、童貞の男の子がいかにも好きそうな、一見清楚で汚れのなさそうに見える女の子が入ってくることがよくあります。男女比が極端なので自然とモテやすくなる。それが「オタサーの姫」です。

「サークルクラッシャー」とは、サークルの中で複数の男の子と性的関係や精神的依存関係を持ち、それが原因でトラブルを起こし、最終的には集団を崩壊させてしまう女の子のことです。

「オタサーの姫」イコール「サークルクラッシャー」というわけでもないのですが、両者とも女の子に慣れていない男の子たちの歓心を買い、手玉に取るという意味ではよく似ています（「オタサーの姫」戦略が失敗すると「サークルクラッシャー」扱いされてしまう、と

いうことかもしれません)。

サークルだけではなく、男性が多く女性が少ない理工系の大学研究室などにも、こうした女性が紛れ込んでいることがよくあります。

彼女たち本人は清純さを装い、あるいは本心から自分は清純だと思い込んでいますが、複数の男の子に対してわざと思わせぶりな態度をして気を惹いてみる。あるいは実際に乱れた性的関係を繰り広げている——それがバレて問題化すると、言葉巧みに被害者を装い、「本当は○○君のほうが好きなんだけど、××君に迫られたから」などと男の子側に責任を転嫁したり相互不信を煽ったりして、サークルの人間関係自体を破壊してしまうのです。

オタサーの姫／サークルクラッシャーの多くは、虚勢を張るのではなく、むしろ自身は弱者である、という演出をします。そうすることで獲物をおびき寄せ、釣り上げるのです。受け身で依存心が強い女の子、というキャラクターを演じることで、男の子を引き寄せるわけです。

金銭や物品、さまざまな便益を得るためにすることもあれば、異性が騙されて自分の思い通りに転んでいくこと自体が楽しい、というケースもあります。彼女たちのやり方は、ある種の詐欺師の手口に似ています。結婚詐欺やオレオレ詐欺は、自分が金銭的に困窮していることをアピールし、助けてほしいと訴えることで大金を引き出します。それを犯罪にならない程度に、ソフトにやるわけです。自分の欠点や弱い部分を見せるくらいなのだから、きっと言っていることは本当なのだろう、と思わせるわけです。一見かよわそうに振る舞ってはいますが、やっていることは詐欺師や悪質なナンパ師と変わりません。

男性サイコパスが行う殺人や徹底的な搾取とはまた異なる、「自分さえ生き延びられればいい」という女性サイコパス特有のふるまいだと言えます。

彼女はサイコパスか、パーソナリティ障害か？

女性のサイコパスは「弱い女」「涙を流す女」を攻撃できないという社会通念を利用し、批判する人間がまるで極悪人のように見えるアングルを演出することに長けています。

サイコパスの先駆的研究で知られる精神科医ハーヴェイ・クレックレーは、サイコパスが自殺するほど落ち込むことはほとんどないが、「自殺する」などと口先だけの脅しをし、巧妙に演技することはある、としています。のちの調査でも、サイコパスが自分自身を攻撃する（ないし「自傷癖がある」「自殺未遂をしたことがある」と申告する）ことはあっても、それによって死に至ることは極めて稀なことがわかっています。

「あなたが助けてくれなかったら、もう死ぬしかない」と大袈裟なことを言ったり、手首を切ってみせるような女性には、警戒が必要かもしれません。

なお、女性のサイコパスが少ない理由について、ロバート・ヘアとポール・バビアクは以下のように推測しています。精神科医は、自己中心性、利己性、無責任さ、人を騙すといった特徴が見られる人間に対して、男性であれば「サイコパス」と診断するが、女性の場合には「演劇性パーソナリティ障害」や「自己愛性パーソナリティ障害」「境界性パーソナリティ障害」など、異なった診断を下してしまっているのではないか。また、「サイコパスはタフで支配的で攻撃的だ」「女性はそういう存在ではない」という先入観が、女性のサイコパスを見落とさせるのだ、とも指摘しています。

また、男性と女性で暴力を振るう場所、本性を見せる場所が違うところにも原因がありそうです。

ヴァージニア大学の心理学教授Ｊ・モナハン、Ｐ・ロビンズ、Ｅ・シルバーが２００３年に発表したところによると、女性も男性も、精神科患者が施設に収容された後に見せる暴力の比率は似通っていました。しかし男性に比べて女性は、家庭において、家族に対して暴力的である傾向があり、負わせる傷は軽く、また、暴力をふるった後に逮捕されることが少ないのです。

アメリカ国立衛生研究所の研究者ライズ・ゴールドスタインらの１９９６年の研究では、反社会性パーソナリティ障害の女性は、同じ障害をもつ男性よりも、親としてより無責任であり、売買春を行い、セックス・パートナーや子どもに対して暴力を振るったことがあったことがわかっています。おそらくサイコパス女性は男性よりも家庭、家族、あるいは恋人などプライベートな領域で周囲に危害をくわえることが多く、それゆえに見つかりにくい（告発、通報されにくい）のでしょう。

中身は男性サイコパスと変わらないのに、表向きは反省の素振りを見せ、自分がした行動、しがちな行動を改善したいと思っているように見せかけるのが巧みなために、女性サイコパスは目立たない、という可能性もあります。

アラバマ大学の心理学者ランドール・セールキンが１９９７年に女性犯罪者を対象に行った調査では、サイコパス女性は、自己申告においては、治療を拒否する度合いが男性よりも少なかったそうです。

ただし実際に治療に対して従順かといえば、女性サイコパスもやはり不服従であったり、出席率が低かったりしたことが、ワシントン大学のＨ・Ｊ・リチャードらの２００３年の論文で記されています。見るからに反抗的な態度をとるのではなく、表面的には取り繕い、前向きな姿勢を見せながら、実質は自分の好き勝手にふるまうというのは、女性のほうがうまいわけです。

サイコパスと信者の相補関係

サイコパス自体だけでなく、サイコパスの餌食になる人も、なかなか興味深い存在です。サイコパスのウソや奔放な性関係が完膚なきまでに暴露された後も、なぜかその人を信じ続け、支持し続ける人が少なくありません。

自分が騙されていたことがわかったり、犠牲者の存在が明らかになったりしても信者であり続ける――不思議な話だと思いませんか？

実は、人間の脳は、「信じる方が気持ちいい」のです。これもまた、集団を形成・維持する機能の一つと言えるかもしれません。

人間の脳は、自分で判断をおこなうことが負担で、それを苦痛に感じるという特徴を持っています。これは認知負荷と呼ばれるものです。

また、「認知的不協和」という現象もあります。人は、自身の中で矛盾する認知を同時に抱えて不快感（葛藤）をおぼえると、その矛盾を解消しようと、都合のいい理屈をつくりだすことが知られています。簡単に言えば、いったん「これは正しい」と思い込んだことが後から「間違っている」と証拠を突きつけられた場合、人間の脳は「言い訳」の理屈を考え出し、何とか間違いを認めずに済むようにしようとするのです。

何かを信じたら、そのまま信じたことに従い、自分で意思決定しない方が、脳に負担がかからず、ラクなのです。たとえば、宗教を信じている人の方が、そうでない人よりも幸福度が高いというエビデンスもあります。それがイイカゲンな宗教であっても、信じる方が幸せ、という人間の本質そのものは変わりません。

「信じるな」「目を覚ませ」と諭すのが、本当にその人にとって良いことなのかどうかもまた悩ましい問題です。人間の一生は無限に続くわけではなく、私たちはそれぞれに有限の時間しか持っていません。そうした有限な時間を過ごすにあたって、信じてお金や時間を投じてしまった過去の自分を否定させることは、あまりに酷なのではないでしょうか。もし、信じたままの方が幸せなのだとしたら、はたしてどちらが幸せなのか……難しいところです。

サイコパスは、「信じたい」という、人間の認知のセキュリティホールともいえる弱点を、巧みに突く生存戦略を取っている存在とも言えます。

ネット社会になって一般人でも強力な検閲手段を持ち、過去の経歴や言説まで遡って検証できるようになったため、普通に考えればウソつきに騙される確率は減りそうな気がします。

しかし、ネット社会には別の側面もあります。ネットは強力な暴露装置であると同時に、同類の人間を即座に結びつけることができるツールでもあります。どんなトンデモな理屈の持ち主同士、騙されたことを認めたくない信者同士でも、ネットを使えばすぐにつながることができ、クラスター化されてしまいます。そうしたクラスター内では、お互いの存在を確認することによる安心感があり、クラスター外からの声を無視できるため、さらに強固な信者となっていきます。

サイコパスが指導者として信者たちに対し「自分は被害者で、一部の者が私を貶めようとしている」という陰謀論を主張すれば、一定数は信じ続けてしまう環境が整っているのです。

いったん信者たちから搾取できる宗教的な構造や、ファンコミュニティをつくってしまえば、外から何を言われようが、完全に崩壊することはまれだといえるでしょう。

老人が「後妻業の女」に転がされる理由

年齢も大きな要素のひとつです。人間の脳は、齢をとるほど人を疑いにくくなる傾向があるのです。

人間のドーパミンの分泌量は、中高年になると減っていきます。それによって落ち着きが出てくるという、プラスの面もあります。一方で、前頭葉を使うことで生じる快楽や、自分で意思決定をすることの喜びが得られにくくなるマイナスの面もあるのです。

他人を疑うことは、認知負荷、つまり脳にかかる負荷が高い行為です。脳の多くの場所を同時に活動させなければならないため、疲れます。ドーパミンの分泌が減ると「労多くして益少なし」という状態になりますから、脳が疲れる行為を積極的には取らなくなる。つまり、面倒くさいことを考えるよりも「長いものには巻かれておけ」という態度になりがちなのです。

サイコパス女性は「ジジイ殺し」が多く、ある程度の年齢以上の男性をターゲットにすることがよくあります。典型的なものは「後妻業」です。資産家の高齢男性をたぶらかし、生かさず殺さず搾り取り、最終的には遺産をまるまる捕食するわけです。

もともと女性は自分に近寄ってくる男性を警戒するものですが、男性が自分に近寄ってくる女性を警戒するケースは比較的少ないでしょう。これは性行為によって得られる帰結が違うからです。いざとなれば男性は逃げれば済みますが、女性は妊娠・出産という大仕事を背負うことになるため、深い関係になってからでは逃げることが難しいのです。その非対称性のせいで、男性は楽観的になってしまう――だからこそ、サイコパス女性が後妻業を企図している場合に、簡単に騙されてしまうのです。

サイコパスとは恋愛できるか

「オタサーの姫」「後妻業」など、サイコパス女性のありようはさまざまですが、サイコパスはそもそも恋愛可能な対象なのでしょうか？

サイコパスにも恋愛感情や、性的な快感・欲求はあります。そして扁桃体の機能が低いことからもわかるとおり、むしろ性欲そのものは強いのです。また第１章で紹介したように、孤独であるという悩みも抱えています。しかし家族、パートナーとして、誰かと長期的な信頼関係を構築することは難しいでしょう。

テキサス大学とテキサス工科大学が18歳から74歳までの８８４名の男女のサイコパシー

尺度と不貞行為の相関を調査したところによると、サイコパス傾向の高い人は、不倫に走る傾向が高いことがわかりました。さらに言えば、サイコパスは短期的な利害関係を重視するため、恋愛関係が破局しがちとされています。結果として、ワンナイト・アフェアが多くなりがち、というわけです。

ウェスタン・シドニー大学のピーター・ジョナソンの2003年の研究論文では、サイコパスでない人は、サイコパシー傾向が高い人を見たときに「一晩だけの相手」としては魅力的だとは思いますが「長期的な関係を結ぶ相手」としてはそうは思わない、という結果が出ています。

対してサイコパス女性は、同じくサイコパスである男性を短期的なパートナーとしても、長期的なパートナーとしても好みます。

また、サイコパス男性は、短期的な相手は誰でもよく、しかし長期的なパートナーとしてはサイコパス女性を好むそうです。

この結果については「刺激的な相手でないとサイコパスは満足できないからではないか」という推測が提示されています。つまり、サイコパスはサイコパス同士で相思相愛である——ただしお互いに浮気する可能性も高い。ということになります。

では、もし恋人が浮気したときは、どうするのでしょうか。

カルガリー大学のラスムッセンらは「恋人が不貞を働いた」というシナリオを呈示したとき、サイコパスがどう反応するかを研究した論文を2014年に発表しています。

その結果、彼らは復讐すればその不貞をやめてもらえると考える傾向が高いということがわかりました。

これは第1章で紹介した「最後通牒ゲーム」の結果（1万円を2人で分けるときに、分配比率が不公平であってもサイコパスは1円でももらえるほうがゼロよりマシだと判断する）と矛盾しているようにも思えます。

しかしロバート・ヘアは、サイコパスが配偶者や子どもとの結びつきを維持しようとすることについて、それは家庭を家電や自動車同様、自分の「所有物」だと見なしているからだ、と言っています。「自分のモノ」が取られたので仕返しをして取り返す、ということなのでしょう。失ったことに腹は立てますが、悲しんだり、責任を感じたりしているわけではないのです。

冷静に考えれば、復讐はリスクの高い行為です。復讐した相手から復讐し返されることもあるし、暴力を振るったり貶めたりしたことによって法的（社会的）な制裁を受ける可能性もあります。

しかし、サイコパスは「復讐の復讐」、自分の攻撃によって生じる摩擦に対する見積もりが甘いこともわかっています。浮気相手に対して罰する傾向が高く、復讐を実行に移す傾向があります。自分は浮気するけれども、相手の浮気は認めない、というわけです。

カナダのウェスタンオンタリオ大学の研究チームが２０１４年に発表した研究論文によれば、サイコパスは自分のパートナーの浮気相手を言葉で貶めることもよくするようです。


ここまで本書を読んできて「これはひょっとして自分のことなのではないか？」あるいは「自分の友人や家族に思いあたる人間がいる」と思っている方もいらっしゃるかもしれません。

では、もし自分がサイコパスだったら、あるいは自分の家族や親しい人間がサイコパスだったら、どうすればいいのでしょうか。

最後の章では、それについて考えてみたいと思います。

第6章　サイコパスかもしれないあなたへ

サイコパスの自己診断は可能か?

「自分はサイコパスかもしれない」「自分の家族がサイコパスかもしれない」と思ったら、どうすべきでしょうか。

サイコパスの判定は専門家（精神科医、心理学者）による客観的な指標によりおこなわれます。ある人物がサイコパスかどうかを素人が診断したり、セルフチェックしたりするのは、基本的には困難です。

ただし、サイコパスである可能性があるのかどうかを推測する程度であれば、参考になる資料はいくつかあります。

ロバート・ヘアによる「ＰＣＬ—Ｒ」（The Psychopathy Checklist-Revised）や、アメリカ精神医学会が作成した『精神障害の診断と統計マニュアル』（ＤＳＭ５）による反社会性パーソナリティ障害の診断基準、心理学者ケヴィン・ダットンによるチェックリストなどです。

ＰＣＬ—Ｒは左のような項目が並んでいます。

PCL—R のチェックリスト

対人面に関する項目	口達者／表面的な魅力
	誇大的な自己価値観
	病的な虚言
	偽り騙す傾向／操作的（人を操る）
情動面に関する項目	良心の呵責・罪悪感の欠如
	浅薄な感情
	冷淡で共感性に欠ける
	自分の行動に対して責任が取れない
生活様式に関する項目	刺激を求める／退屈しやすい
	寄生的な生活様式
	現実的・長期的な目標の欠如
	衝動的
	無責任
	放逸な性行動
反社会的な面に関する項目	行動のコントロールができない
	幼少期の問題行動
	少年非行
	仮釈放の取消
	多種多様な犯罪歴
	数多くの婚姻関係

PCL—Rの診断方法

前ページのそれぞれの項目にあてはまる度合いに応じて、0〜2点で評定します。成人で合計30点を超えるとサイコパスと考えられ、20点未満ならばサイコパスではないとみなされます。子どものサイコパス傾向についての基準は確立していませんが、27点がカットオフ値（検査の陽性、陰性を分ける値）とされています。

明らかにサイコパスとわかる犯罪者はすべての分野において高いスコアを出し、一般人はいずれの分野でも低スコアになります。

ただ、チェック項目をご覧いただければわかるように、ヘアの診断基準はサイコパスが犯罪者であることを前提にしているのが特徴で、その点には批判もあります。

もっとも、ヘア自ら、サイコパスの特性を4つの分野（対人関係、情動、生活様式、反社会性）に分けたうち、すべてが高いわけではないタイプのサイコパスがいることも見つけています。

ヘアはサイコパスを「標準」「操縦」「男性的」の3種類に分けています。

いずれのタイプにも共通するのは情動面での特徴（感情が乏しい、共感能力がない、罪悪感の欠落、良心の呵責の欠如）ですが、それ以外ではタイプごとに違いがあります。

「標準」タイプはすべての因子での点数がいずれも高いサイコパスです。

「操縦」タイプは、対人関係と情動でスコアが高いが、生活様式と反社会性のスコアは低い。衝動性は低く、さほど反社会性が見られるわけではない――これは本書で取り上げてきた「勝ち組サイコパス」「成功したサイコパス」と呼ばれる人たちです。


たとえば米連邦捜査局（ＦＢＩ）の捜査官などには、共感性の欠如が見られるにもかかわらず、犯罪歴のない準サイコパス（勝ち組サイコパスになりうる存在）がいるとされています。野心に満ち、優越感と特権意識には溢れていますが、得るものがない人間には非礼で冷たく、人間らしい感情は欠けています。うわべはカメレオンのように変幻自在で、これと見込んだ人間に対して近づいて関係を築くこともできれば、逆に利用して裏切ることも平然とやってのけます。

「男性的」タイプは、情動、生活様式、反社会性のスコアは高いですが、対人関係のスコアは低い。このタイプは、攻撃的で弱い者いじめをし、周囲に不快感をもたらす傾向があります。ほかのタイプほど表面的魅力はなく、あまり他人を操らない、というか操る能力がありません。言葉よりも行動に出やすいタイプです。威圧的な態度、嫌がらせ、恐怖による支配を行い、うまくいかないことはすべて人のせいにします。自分はルールやマナーを破ることが多いのに、他人をネチネチと責めます。出世レースからは脱落し、重要ではない部署の管理職として、部下に威張り散らしている人間に多いでしょう。短気で頭に血が上りやすく、すぐ怒りをあらわにしますが、すぐにそのことを忘れ、何もなかったようにふるまうといった傾向があります。

ピンときた人はいましたか？

ヘアのチェックリストは、再犯の可能性や、しでかす犯罪の重大さを判断する上で、優れた予測因子となっています。しかし、繰り返しになりますが、誰でも手軽に自己判定できるようなものではありません。とりわけ、サイコパスが自己診断をすると誤った判定が出ることが指摘されています。

なお、ＰＣＬ—Ｒについては、回答者一人ひとりに必ず実施する質問のセットがありません。つまり、被験者にどのような質問をするのかが、検査する人（精神科医）によってまちまちなのです。また、それぞれの項目の採点がどのようにおこなわれたかの記録がないことがしばしばあることが指摘され、その点に関する批判もあります。

また、ＰＣＬ—Ｒはサイコパスの特徴とされる「不安の欠如」について、一切触れていません。ＰＣＬ—Ｒでは不安の欠如を測定できないという問題については、ウィスコンシン大学の心理学教授、ジョセフ・ニューマンらが指摘しています。

DSM5における診断基準

DSM5ではサイコパスについての記述がありません。精神医学ではサイコパスというカテゴリーではなく「反社会性パーソナリティ障害」という診断基準になります。これは、サイコパスに準じるものと考えれば良いでしょう。診断基準は以下の通りです。

A・15歳以降に生じ、以下の3つ以上において、他人の権利を無視し、侵害することによって示される

（1）違法で社会的規範に適合しない行動：逮捕される行為の繰り返し
（2）虚偽性：嘘をつく・騙す
（3）衝動性：衝動的・無計画
（4）いらだたしさと攻撃性：喧嘩・暴力
（5）無謀さ：自分あるいは他者の安全を考えない無謀さ
（6）無責任：仕事が持続しない・経済的な義務をはたさない

（7）良心の呵責欠如：他人を傷つける行為、いやがらせや盗む行為に無関心・正当化

B・少なくとも18歳以上である

C・15歳以前に発症した素行障害（年齢にふさわしくない反社会的な行動をとる、他人の基本的な人権を無視・侵害してしまう障害）の証拠がある

D・反社会的な行為が起きるのが、統合失調症や双極性障害（躁状態とうつ状態という2つの状態が現れる精神疾患）の経過中だけではない

この診断を下すためには、診断基準Aのみならず、Cの「15歳以前での素行障害」を確認する必要があります。精神科医や法医学者でなくては診断ができません。

ケヴィン・ダットンのセルフチェックリスト

ダットンは犯罪者を診断することを前提としていない、もう少しカジュアルなチェックリストを提案しています。勝ち組サイコパスを見つけ出すためのものと言ってもいいかもしれません。

左ページの表をご覧下さい。

ケヴィン・ダットンのセルフチェックリスト

1. 事前に計画することはほとんどない、行きあたりばったりのタイプである
2. バレなければパートナー以外の人と浮気をしてもよい
3. もっと楽しい予定が入った場合、以前からの約束をキャンセルしてもよい
4. 動物が傷ついたり、痛がっているのを見ても、まったく気にならない
5. 車の高速運転、ジェットコースター、スカイダイビングをすることに興味を引かれる
6. 自分の欲しいものを手に入れるためには、他人を踏み台にしてもかまわない
7. 私には説得力がある。ほかの人々に望むことをさせる才能がある
8. 決断を下すのがとても早く、危険な仕事に向いている
9. ほかの人々がプレッシャーで潰れそうになっていても、自分は落ち着いていられる
10. もし私が誰かをだますことに成功したら、それはだまされる側の問題である
11. 物事が間違った方向に行く場合、その多くは自分ではなく、他人のせいである

以上の質問を0点から3点まで付けて集計する。

0点……「全く当てはまらない」

1点……「当てはまらない」

2点……「やや当てはまる」

3点……「当てはまる」

このテストでは18から22点が平均とされ、29から33点がきわめて稀――サイコパスが疑われる、とされています。

なお、セルフチェックに関しては、統計的な問題をクリアしたLevenson Self-Report Psychopathy Scale（ＬＳＲＰ）もあります。詳細についてはウエブサイトhttp://personality-testing.info/をご覧ください。

サイコパスは治療できるか

では自分がサイコパスではないかと思い（あるいは医者からそう診断され）、治療したいと思った場合には、どうしたらいいでしょうか。

そもそもサイコパスは治療できるのでしょうか。

１９６０年代、カナダの精神科医で「子ども虐待防止協会」の創設者エリオット・バーカーが「サイコパスは表層の正常さの下に狂気を抱えている。それを表面に出すことが治療になる」と考えました。そこで、「トータルエンカウンターカプセル」と称する小部屋にサイコパスたちを入れ、全裸にしたうえで大量のＬＳＤを投与し、お互いに心の中を洗いだし、互いの結びつきを確認しあい、涙を流す……といったような〝治療プログラム〟を行っています。

しかし、この治療プログラムに参加したサイコパスの再犯率はさらに悪化したと言われています。このプログラムから彼らが学んだことは、「他人に対する共感を、いかに演じれば効果的に他人を騙せるか？」ということだったのです。サイコパスに対する治療プログラムは、ほとんどがこうした結果に終わってきました。

1970年代には「サイコパスには本当にどんな治療も効果がないのか？」という論争が繰り広げられています。

アメリカでは犯罪学者のロバート・マーティンソンがそれまでに実施された200以上の犯罪者治療についての論文をレビューし、「サイコパスには何をやっても効果がない」という結論を下しました。

マーティンソンの報告を受けて、アメリカの刑事司法は厳罰化に傾きます。しかし厳罰化も、ほとんど犯罪の抑止力にはならなかったことが後に明らかになります。

一方で、マーティンソンの論文には大きな問題があったことが後に判明します。ある種類の心理療法に限定すれば、半分くらいのケースではサイコパスにも再犯抑止効果があったことがわかったのです。

そもそもの話をすれば、心理療法は、大きく分けて3種類に分類できます。精神分析的心理療法、人間学的心理療法、認知行動療法の3つです。

精神分析的心理療法は科学的エビデンスに乏しいことは、前述しました（123ページ）。

人間学的心理療法とは、人間性心理学（自己実現など肯定的価値観を主体とする心理学）をベースにしたもので、アメリカの臨床心理学者カール・ロジャーズが提唱したパーソンセンタード・セラピー（来談者中心療法）、ドイツの精神医学者フレデリック・パールズによるゲシュタルト療法などがあります。

精神分析も人間学的心理療法も日本では根強い人気があります。しかし、犯罪抑止に効果が実証されているのは、認知行動療法のみです。

認知行動療法は、ものの受け取り方や考え方（認知）に働きかけ、その帰結としての人間のふるまい（行動）を変化させていくという心理療法です。

ただし、認知行動療法を含む心理療法は、前提として患者が「何を不安に思い、苦しんでいるのか？」が出発点になります。サイコパスにはそもそも「不安」がありません。出発点がないのです。しかも彼らは行動を改めることを拒みます。サイコパスは裁判所をはじめ、刑期を左右する人間に取り入るためだけに（改悛していることを装うために）、治療プログラムに参加するのです。

グループセラピーでは、サイコパスの恐ろしさが発揮されてしまう可能性もあります。ぺらぺらとわかったようなことをまくしたてるサイコパスがいると、スタッフも含む参加者全員に負の影響を及ぼします。サイコパスは他人のもろさを見抜き、人を操る能力に長けています。グループセラピーは、彼らのそうした能力に磨きをかけるトレーニングの機会になってしまうのです。これがサイコパスの治療が困難である理由です。

ヘアとステファン・C・P・ウォン（カナダ矯正局精神医療センター研究部長）による『サイコパシー治療処遇プログラムのためのガイドライン』によれば、サイコパスに対して効果がない介入（治療）として、

・教育歴や雇用歴に問題のない犯罪者の学歴や職業スキルを向上させること
・暴力行為や犯罪性と関係のない、不安や抑鬱の治療
・自己評価の低さといったあいまいな訴えの治療

を挙げています。

効果的なプログラムとは？

ただし、入念に計画されたうえで実施される矯正プログラムは、再犯リスクを減少させうることが、膨大なエビデンスのもとで示されています。

有効なのは、どんなプログラムなのか？　それは「犯罪者全般に効果があることがわかっている治療を強化したもの」だと、ヘアとウォンは指摘しています。より具体的には、

・薬物やアルコール乱用を防止するための措置

・反社会的な考えや価値観を壊し、他人を助けることや他人に対して積極的な態度を示す行動（＝向社会的行動）を促すために、モデルとなる人物の動作や行動を観察させ、これまでの不適切な行動を修正し、問題行動の改善や障害の治療を行う技法（＝モデリング）

・治療への参加を促すための動機づけ面接などが組み込まれた認知行動プログラム

といったプログラムです。

ヘアたちは「サイコパスの治療目的は暴力行為を減らすことであって、パーソナリティ

や表面上の行動を変えることではない」と主張します。サイコパスの根本的な倫理観や道徳観念を変えようとしたところで無駄であり、暴力や破壊行為に直接結びつくリスク要因に照準を定めた介入（治療）をする必要がある、というのです。具体的にはどういうことでしょうか。

たとえば、「周囲の人間から悪意を感じる」という認知のゆがみが彼らの暴力を促している場合は、その認知のゆがみを特定し、改善することが、暴力を引きおこすリスクを減らします。

ただ、これも一筋縄ではいきません。ここまで述べてきたようなサイコパスに対する認知行動療法の有効性を疑う研究もあります。ただ、最近は、いくつか目立った成果や新しい試みも出てきているようです。

異常心理学が専門の杉浦義典・広島大学准教授の著書『他人を傷つけても平気な人たち』によると、ウィスコンシン大学マディソン校のコールドウェルを中心とする研究グループが、初犯10歳〜11歳の青少年141名を対象に、集中的な1対1の治療を受ける群と、通常の治療を受ける群とで比較する研究結果を発表しています。

2年間の追跡調査の結果、後者の再犯率は前者の倍以上でした。

通常の少年院に収監された若者たちは、釈放後、最初の4年間で16人を殺したのに対し、集中治療を受けた若者たちは、ひとりも殺していません。

サイコパスにも集中的なケアを行えば、再犯率は下げることはできるようです。ただし、この研究グループもやはり、サイコパスを一般人と同じような認知プロセスを持てるように治療することは難しいだろうと結論づけています。

子どものサイコパスに関しては、接する側のあたたかさが重要とされています。サイコパスは罰を与えても学習しないので、一般の子どもとは異なる教育が求められるのです。

アメリカのサザンメソジスト大学のマクドナルドらは2011年に発表した論文の中で、サイコパス傾向の高い子どもの話を聞く、ほめる、毅然として叱るといったやりかたを母親に訓練し、実践させたところ、子どもたちがルールを無視するような傾向は減ったと報告しています。

エイドリアン・レインは、こんな実験結果を示しています。簡単な学習課題でサイコパスとそうでない人の成績を比較し、間違えた場合に罰として痛みを伴う電気ショックを与えた場合、サイコパスのほうが学習に時間がかかったそうです。

しかし、正解した場合は電気ショックを回避できるだけでなく「金銭的な見返りも与える」という条件下で実験した場合、サイコパスのほうが、学習が早かったのです。この結果から考えると、サイコパスには罰ではなく見返りを与えることによってルールを学習してもらうしかないのかもしれません。

ニューメキシコ大学のK・A・キールは、米国立精神衛生研究所（NIMH）と米国立薬物乱用研究所（NIDA）、およびマッカーサー財団から数百万ドル規模の資金提供を受け、サイコパス1000人の遺伝情報、脳画像および履歴を収集し、検索可能なデータベースをつくるプロジェクトを立ち上げています。

これはサイコパスに対する有効な薬物療法、行動療法を探るためだとされていますから、いずれ成果が報告されてくるはずです。

このように、サイコパスの治療は、そう簡単にはいきません。場合によっては〝治療後〟のほうが再犯率は上がってしまいます。近所の精神科に通うレベルではとうてい治すことは不可能なのです。

都会のほうが生きやすい

治療が難しいのだとすれば、サイコパスはどのように生きていけばいいのでしょうか。

前述したように、サイコパスの唯一と言っていい悩みは、「孤独感」が強いことです。周囲の人間とうまくやっていけず、息をするようにウソをついてしまい、結果として孤独を託つことになってしまう。

なかにはそれほど悩むことなく、卓越したプレゼン能力とコミュニケーションスキルによって出世し、多くの人間から搾取をして楽に生きられる人もいるでしょう。しかしそうしたスキルを持たない、ただのウソつきと思われているだけの人間もいるかもしれません。

そうした人はどうすれば犯罪に手を染めずにいられるのでしょうか。

異文化でのサイコパスを研究した心理学者デヴィッド・クックは、スコットランドの刑務所を出所した人々の移動の記録を調査し、スコットランド人のサイコパスの多くが、人口の多い南部の大都市圏へ移動していることを示しました。クックによれば、人の多い都市部のほうが他人に気付かれることなく襲撃したり盗みを働いたりできるため、衝動性と刺激を求めるサイコパスは都市がもたらす快楽に惹かれる、としています。

もしあなたがサイコパスで、今いる環境が退屈で刺激に飢えているならば、もっと猥雑な、あるいは華やかな場所に身を置き、多忙でスリリングな仕事を選んだほうがいいかもしれません。犯罪の誘惑もまた、増えるかもしれませんが。

サイコパス向きの仕事を探そう

サイコパス向きである仕事を見つけ、それに邁進することが最も現実的な手段、選択肢ではないかと私は思います。

では、サイコパス向きの職業としては、具体的にどんな仕事があるでしょうか。

サイコパスは、人々が喜ぶ虚構がどんなものかを知り、作り出す能力に長けています。ですから、小説家には向いているでしょう。飽きっぽさ、目移りしてしまう衝動性は克服しなければいけませんが、短期的な集中力はあるのですから、一気に書き上げる能力はあるともいえます。基本的には個人作業であるため、他人との軋轢が生じないという点でも適していると言えます。

強い刺激に飢え、浮気性である特徴を活かすとすれば、流行のサイクルが早い業界に身を置くのもいいかもしれません。魅せる能力が活かせるスタイリスト、時流の読みと会う人によって顔の使い分けをすることが重要な選挙プランナー、マスメディアの世界もいいかもしれません。

一般人では不安や痛みを感じてしまいとても手を出せないようなことでも平気でやり遂げることができるという才能は、外科医などには適性があると考えられます。また、公安警察や情報機関のエージェント、ジャーナリストなど、人間心理のダークサイドに突っ込まなければならず、時には法律スレスレの手段（あるいは明白に違法な手段）を駆使してでも情報を入手する必要があるような仕事も適任だと思います。

サイコパスは報酬が約束されている状況では大きな成果をめざし、脅威に直面しても冷静さを増して行動ができます。そのため、証券トレーダーや投資銀行マンのような仕事もよいかもしれません。もっとも、サイコパス特有の「リスクを低く見積もる」欠点が裏目に出て、巨額の損失を蒙る危険性もあります。

運動神経がよければ、不安を感じにくい点を活かして、登山家や冒険家、危険度の高いエクストリームスポーツ（スノーボード、モトクロスなど）、あるいは格闘技やモータースポーツに挑むのもいいでしょう。

ケヴィン・ダットンの調査による、サイコパス度が高い（サイコパスが多い）職業ベスト10と、サイコパス度が低い（サイコパスが少ない）職業ベスト10は左のとおりです。

サイコパスの多い職業トップ10

1位　企業の最高経営責任者
2位　弁護士
3位　マスコミ、報道関係（テレビ／ラジオ）
4位　セールス
5位　外科医
6位　ジャーナリスト
7位　警官
8位　聖職者
9位　シェフ
10位　公務員

サイコパスの少ない職業トップ10

1位　介護士
2位　看護師
3位　療法士
4位　技術者、職人
5位　美容師、スタイリスト
6位　慈善活動家、ボランティア
7位　教師
8位　アーティスト
9位　内科医
10位　会計士

１００人に１人しかない資質は、逆に言えば貴重なものです。これを活かし、他人に危害を加えず働ける場所、うまく生きられる方法が、必ずあるはずです。

おわりに

サイコパス研究の課題と困難

脳科学の発展により、サイコパスについてわかってきたことも多いとはいえ、研究にはまだまだ課題が多く残されています。

まず、サイコパスは社会性に関する病質ですから、動物実験を行うことができません。人間ほど社会性が発達した動物はいないので、サイコパスのサルやチンパンジーを作って実験することはできないのです。もちろん、サイコパスに関連すると思われるDNAを操作して人為的にサイコパスを作って比較検証するなどということは倫理的に許されることではありません。

環境の影響を見るにしても、サイコパスに関する長期的な比較調査は非常に困難です。ペリー就学前プロジェクトのような調査には長い時間と巨額の資金が必要になります。サイコパスの家系を調べ、サイコパスになる可能性が高い子どもを数百人規模で特定し、家庭環境や教育によってどれほど有意な差が生じるかの対照群をつくって比べ、数十年単位の追跡を行う——考えただけでも気の遠くなりそうな調査です。

ただ、徐々にではありますが、サイコパスの本質は少しずつわかってきています。

たとえば、サイコパスとは直接関係はありませんが、遺伝についてはこんな新発見があります。2000年代前半に発表された複数の研究論文によると、言語障害が出る家系を調べていくと、FOXP2という転写因子（遺伝子の転写開始や転写調節に関与するタンパク質の総称）に異常があることがわかっています。ここにわずかな変異があるだけで、人間は言葉を正しく使えなくなるのです。もっとも、異常があるとわかっただけで、何がどう作用して言語障害を引き起こしているのか、それ以上の詳しいメカニズムはまだよくわかってはいません。もしこのようなかたちで、サイコパスの家系にうまく協力者を見つけることができれば、研究が劇的に進む可能性があります。

また、ここまで述べてきた眼窩前頭皮質と扁桃体のコネクティビティの異常については、わかっていないことも少なくありません。

たとえば「なぜここのつながりがそもそも弱くなるのか」とか「どうしてそういう個体

が生じるのか」については、そこに至る道筋はいくつも考えられるものの、確度の高いことは言えません。遺伝的要因とは言われているものの、どの遺伝子のどの部分が原因になっているのかまでは、わからない部分も多いのです。

サイコパスの全貌が明らかになるまでには、まだまだ長い時間がかかるでしょう。

危うさを知ることの先へ

研究の世界だけでなく、社会に生きる私たち一人ひとりにも課題があります。

サイコパスには一般人からすると不可解な特徴があり、時には危険な存在になりうることも事実です。たとえあなたがサイコパスであったとしても、別のサイコパスの標的になる可能性もあります。

しかし同時に、サイコパスは、100人に約1人という、決して少なくない社会の成員でもあります。

アメリカ・ルイジアナ州立大学法科大学院教授のケン・リーヴィは、サイコパスに刑事責任を科すべきか否かを問うています。サイコパスは理性的には善悪の区別がつくのに、情動のレベルでは犯罪行為が道徳的に間違いであることがわからないからです。罰金や懲役といった刑罰が、悪事や過激な行動をセーブする役割を果たさないのであれば、それを科すことの意味もまた、問い直されなければなりません。

「反省できない人もいる」「罰をおそれない人もいる」という事実を、人はなかなか認めることができません。しかし、これは事実です。そして、罰をおそれない人間からすれば、反社会的行為を抑制するために作られた社会制度やルールは、ほとんど無意味です。

別の手段によってサイコパスの犯罪を抑制・予防する方向へ、発想を転換しなければなりません。

サイコパスの思考方法やふるまいを本人の意思や努力で後天的に変えていくことが難しいのであれば、社会はどのように向き合うべきなのか、どんな道を示すことができるのか……残念ながら、議論が尽くされているとは言えません。そうした議論をせず、ただ「あいつは遺伝的に危険だ」と機械的に排除するような風潮が広まれば、それ自体が極めて危険な社会と言えるでしょう。

好むと好まざるとにかかわらず、サイコパスとは共存してゆく道を模索するのが人類にとって最善の選択であると、私は考えます。

主要参考文献

ステファン・C・P・ウォン、ロバート・D・ヘア『サイコパシー治療処遇プログラムのためのガイドライン』（金子書房）
岡野憲一郎『脳から見える心』（岩崎学術出版社）
バーバラ・オークレイ『悪の遺伝子』（イースト・プレス）
バーバラ・オークレイ『「悪」の進化論』（イースト・プレス）
サリー・サテル＆スコット・O・リリエンフェルド『その〈脳科学〉にご用心』（紀伊國屋書店）
フランシス・ジェンセン、エイミー・エリス・ナット『10代の脳』（文藝春秋）
杉浦義典『他人を傷つけても平気な人たち』（河出書房新社）
マーサ・スタウト『良心をもたない人たち』（草思社文庫）
ケヴィン・ダットン『瞬間説得』（NHK出版）

ケヴィン・ダットン『サイコパス　秘められた能力』（NHK出版）
原田隆之『入門　犯罪心理学』（ちくま新書）
ポール・タフ『成功する子　失敗する子』（英治出版）
クリストファー・J・パトリック編『サイコパシー・ハンドブック』（明石書店）
ジェームス・ファロン『サイコパス・インサイド』（金剛出版）
ジェームズ・ブレア、デレク・ミッチェル、カリナ・ブレア『サイコパス　冷淡な脳』（星和書店）
ロバート・D・ヘア『診断名サイコパス』（ハヤカワ文庫NF）
ロバート・D・ヘア、ポール・バビアク『社内の「知的確信犯」を探し出せ』（ファーストプレス）
ジェームズ・J・ヘックマン『幼児教育の経済学』（東洋経済新報社）
エイドリアン・レイン『暴力の解剖学』（紀伊國屋書店）
D・C・ロウ『犯罪の生物学』（北大路書房）
『日経サイエンス』2013年2月号（日経サイエンス社）

中野信子（なかの　のぶこ）
脳科学者。東日本国際大学特任教授、横浜市立大学客員准教授。1975年生まれ。東京大学工学部卒業、同大学院医学系研究科脳神経医学専攻博士課程修了。医学博士。2008年から10年まで、フランス国立研究所ニューロスピン（高磁場MRI研究センター）に勤務。著書に『脳内麻薬 人間を支配する快楽物質ドーパミンの正体』（幻冬舎新書）、『脳はどこまでコントロールできるか？』（ベスト新書）、『脳・戦争・ナショナリズム　近代的人間観の超克』（中野剛志、適菜収との共著・文春新書）ほか。

文春新書

1094

サイコパス

2016年11月20日　第1刷発行
2025年3月25日　第29刷発行

著　者　中野信子
発行者　大松芳男
発行所　株式会社 文藝春秋

〒102-8008　東京都千代田区紀尾井町3-23
電話（03）3265-1211（代表）

印刷所　理想社
付物印刷　大日本印刷
製本所　大口製本

定価はカバーに表示してあります。
万一、落丁・乱丁の場合は小社製作部宛お送り下さい。
送料小社負担でお取替え致します。

ISBN978-4-16-661094-5

◆日本の歴史

渋沢家三代	佐野眞一
古墳とヤマト政権	白石太一郎
謎の大王 継体天皇	水谷千秋
謎の豪族 蘇我氏	水谷千秋
謎の渡来人 秦氏	水谷千秋
継体天皇と朝鮮半島の謎	水谷千秋
女たちの壬申の乱	水谷千秋
教養の人類史	水谷千秋
昭和史の論点	坂本多加雄・秦 郁彦 半藤一利・保阪正康
あの戦争になぜ負けたのか	半藤一利・保阪正康・中西輝政 戸髙一成・福田和也・加藤陽子
日本のいちばん長い夏	半藤一利編
昭和陸海軍の失敗	半藤一利・秦 郁彦・平間洋一・保阪正康 黒野 耐・戸髙一成・戸部良一・福田和也
昭和の名将と愚将	半藤一利 保阪正康
日本型リーダーはなぜ失敗するのか	半藤一利
「昭和天皇実録」の謎を解く	半藤一利・保阪正康 御厨 貴・磯田道史
大人のための昭和史入門	半藤一利・船橋洋一・出口治明 水野和夫・佐藤 優・保阪正康他
21世紀の戦争論	半藤一利 佐藤 優
なぜ必敗の戦争を始めたのか	半藤一利
歴史探偵 忘れ残りの記	半藤一利
歴史探偵 昭和の教え	半藤一利
歴史探偵 開戦から終戦まで	半藤一利
昭和史の人間学	半藤一利
令和を生きるための昭和史入門	保阪正康
近代日本の地下水脈I	保阪正康
十七歳の硫黄島	秋草鶴次
山県有朋	伊藤之雄
指揮官の決断	早坂 隆
永田鉄山 昭和陸軍「運命の男」	早坂 隆
ペリリュー玉砕	早坂 隆
日本人の誇り	藤原正彦
天皇陵の謎	矢澤高太郎
児玉誉士夫 巨魁の昭和史	有馬哲夫
遊動論 柳田国男と山人	柄谷行人
火山で読み解く古事記の謎	蒲池明弘
邪馬台国は「朱の王国」だった	蒲池明弘
「馬」が動かした日本史	蒲池明弘
文部省の研究	辻田真佐憲
古関裕而の昭和史	辻田真佐憲
大日本史	山内昌之 佐藤 優
日本史のツボ	本郷和人
承久の乱	本郷和人
権力の日本史	本郷和人
北条氏の時代	本郷和人
日本史を疑え	本郷和人
黒幕の日本史	本郷和人
明治天皇はシャンパンがお好き	浅見雅男
江戸のいちばん長い日	安藤優一郎
江戸の不動産	安藤優一郎
姫君たちの明治維新	岩尾光代
日本史の新常識	文藝春秋編
秋篠宮家と小室家	文藝春秋編
美しい日本人	文藝春秋編

◆文学・ことば

◆ネットと情報

◆経済と企業

リープフロッグ　野口悠紀雄
臆病者のための株入門　橘 玲
臆病者のための億万長者入門　橘 玲
テクノ・リバタリアン　橘 玲
熱湯経営　樋口武男
先の先を読め　樋口武男
ビジネスパーソンのための契約の教科書　福井健策
ブラック企業　今野晴貴
ブラック企業2　今野晴貴
売る力　鈴木敏文
日本型モノづくりの敗北　湯之上隆
半導体有事　湯之上隆
詐欺の帝王　溝口 敦
さらば！ サラリーマン　溝口 敦
トヨタ生産方式の逆襲　鈴村尚久
グローバリズムが世界を滅ぼす　エマニュエル・トッド ハジュン・チャン 柴山桂太・中野剛志・藤井聡・堀茂樹

税金を払わない巨大企業　富岡幸雄
消費税が国を滅ぼす　富岡幸雄
安売り王一代　安田隆夫
運　安田隆夫
働く女子の運命　濱口桂一郎
人工知能と経済の未来　井上智洋
メタバースと経済の未来　井上智洋
「公益」資本主義　原 丈人
お祈りメール来た、日本死ね　海老原嗣生
自動車会社が消える日　井上久男
日産vs.ゴーン　井上久男
新貿易立国論　大泉啓一郎
世界史を変えた詐欺師たち　東谷 暁
日銀バブルが日本を蝕む　藤田知也
AIが変えるお金の未来　坂井隆之・宮川裕章＋毎日新聞フィンテック取材班
なぜ日本の会社は生産性が低いのか？　熊野英生
会社員が消える　大内伸哉
キャッシュレス国家　西村友作

農業新時代　川内イオ
農業フロンティア　川内イオ
総会屋とバブル　尾島正洋
最強の相続　荻原博子
吉本興業の約束　大﨑 洋 坪田信貴
日本企業の復活力　伊丹敬之
グリーン・ジャイアント　森川 潤
国税OBだけが知っている失敗しない相続　坂田拓也
AI新世 人工知能と人類の行方　小林亮太 篠本 滋 甘利俊一 監修
スパコン富岳の挑戦　松岡 聡
男性中心企業の終焉　浜田敬子
ルポ 食が壊れる　堤 未果
負動産地獄　牧野知弘
地銀と中小企業の運命　橋本卓典
逆境経営　樽谷哲也
ヤメ銀　秋場大輔

コロナ後の世界　ジャレド・ダイアモンド　ポール・クルーグマン　リンダ・グラットン　マックス・テグマーク　スティーブン・ピンカー　スコット・ギャロウェイ　大野和基編

コロナ後の未来　ユヴァル・ノア・ハラリ　カタリン・カリコ　ポール・ナース　リンダ・グラットン　リチャード・フロリダ　スコット・ギャロウェイ　イアン・ブレマー　大野和基編

パンデミックの文明論　ヤマザキマリ　中野信子

盗まれたエジプト文明　篠田航一

歴史を活かす力　出口治明

世界一ポップな国際ニュースの授業　藤原帰一　石田衣良

悲劇の世界遺産　井出　明

シルクロードとローマ帝国の興亡　井上文則

いまさら聞けないキリスト教のおバカ質問　橋爪大三郎

プーチンと習近平 独裁者のサイバー戦争　山田敏弘

ウクライナ戦争の200日　小泉　悠

終わらない戦争　小泉　悠

大人の学参 まるわかり世界史　津野田興一

大人の学参 まるわかり近現代史　津野田興一

ウクライナ戦争はなぜ終わらないのか　高橋杉雄編著

中国「軍事強国」への夢　劉　明福　峯村健司監訳　加藤嘉一訳

教養の人類史　水谷千秋

◆政治の世界

民主主義とは何なのか　長谷川三千子

司馬遼太郎 リーダーの条件　半藤一利・磯田道史・鴨下信一他

自滅するアメリカ帝国　伊藤　貫

新しい国へ　安倍晋三

日本に絶望している人のための政治入門　三浦瑠麗

あなたに伝えたい政治の話　三浦瑠麗

政治を選ぶ力　橋下　徹　三浦瑠麗

日本の分断　三浦瑠麗

国のために死ねるか　伊藤祐靖

田中角栄 最後のインタビュー　佐藤　修

日本よ、完全自立を　石原慎太郎

内閣調査室秘録　志垣民郎　岸　俊光編

軍事と政治 日本の選択　細谷雄一編

兵器を買わされる日本　東京新聞社会部

県警VS暴力団　藪　正孝

地方議員は必要か　NHKスペシャル取材班

知事の真贋　片山善博

政治家の覚悟　菅　義偉

小林秀雄の政治学　中野剛志

枝野ビジョン 支え合う日本　枝野幸男

検証 安倍政権　アジア・パシフィック・イニシアティブ

安倍総理のスピーチ　谷口智彦

統一教会 何が問題なのか　文藝春秋編

シン・日本共産党宣言　松竹伸幸

私は共産党員だ！　松竹伸幸

なぜ日本は原発を止められないのか？　青木美希

中国「戦狼外交」と闘う　山上信吾

池田大作と創価学会　小川寛大